Elfriede Mosenthin

# *Schicksal einer Nachtschwester*

Elfriede Mosenthin

# *Schicksal einer Nachtschwester*

rosenheimer

Besuchen Sie uns im Internet:
www.rosenheimer.com



Titelbild: getty images, George Marks
Lektorat: Ulrike Nikel, Herrsching am Ammersee
Satz: Buch-Werkstatt GmbH, Bad Aibling
Druck und Bindung: CPI Moravia Books, Pohořelice
Printed in Czech Republic

ISBN 978-3-475-53764-6

# 1

*Tröste dich, die Stunden eilen,*
*Und was all dich drücken mag,*
*Auch das Schlimmste kann nicht weilen,*
*Und es kommt ein andrer Tag.*
THEODOR FONTANE

Vieles war geschehen. Mein Mann war gestorben, und hinter mir und meinen sechs Kindern lagen schwere Zeiten. Nicht nur wegen seines Todes, denn vor allem die Wochen und Monate zuvor waren seelisch wie körperlich an die Substanz gegangen.

Mein Mann war alkoholkrank gewesen und wurde nach einer zunächst erfolgreichen Entziehungskur wieder rückfällig. Dadurch hatte sich sein Wesen stark verändert – er war misstrauisch und aggressiv geworden.

Dieser Zustand verschärfte sich dramatisch, nachdem noch ein Schlaganfall mit halbseitiger Lähmung hinzugekommen war. Damals musste ich neben meiner Arbeit im Pflegeheim auch teilweise meinen schwer kranken Mann versorgen. Doch belastender noch waren seine unvorhersehbaren Wutausbrüche, die das Resultat seiner Krankheit waren und die sich bisweilen zu tätlichen Angriffen steigerten.

Den letzten hatte er nicht überlebt – er ereiferte sich dermaßen, dass er vor Aufregung einen Herzstillstand erlitt. Nach seinem Tod war mir in gewisser Weise eine Last von der Seele genommen. Ich widmete mich anschließend erneut mit vollen Kräften meinem Nachtdienst im Pflegeheim und meinen Schützlingen, die mir anvertraut waren. Sie kamen zu uns auf die Station, um hier zu sterben; und alles, was wir für sie tun konnten, war, sie in ihrer letzten Lebensphase zu umsorgen und ihnen Nähe und Wärme zu geben.

Ich habe nicht gezählt, wie viele Patienten ich im Verlauf all der langen Jahre habe kommen und gehen sehen! Manche wuchsen einem besonders ans Herz, und dann fiel es besonders schwer, loszulassen.

Inzwischen war ich die dienstälteste Schwester. Die meisten, mit denen ich angefangen hatte, waren bereits im Ruhestand, andere hatten geheiratet, Kinder bekommen oder waren fortgezogen.

Zu denen, die ich am längsten kannte, gehörte Friedel, unsere Pförtnerin, und inzwischen verband uns eine herzliche Freundschaft. Sie war die Erste, die mich begrüßte, wenn ich abends kam, um den Nachtdienst anzutreten.

»Ich wünsche dir einen ruhigen Nachtdienst, Elfi«, sagte sie auch an diesem Abend.

Ich hatte es mir zur Gewohnheit gemacht, täglich vor Dienstantritt die kleine Kapelle aufzusuchen, um ein kurzes Gebet zu sprechen. Während einer der eher seltenen ruhigen Nächte im Heim habe ich einmal festgehalten, was mich bei Beginn meines Dienstes all die Jahre hindurch Abend für Abend aufs Neue bewegte.

Lieber Gott hilf, dass ich nachts nichts überseh,
bleib bitte hier in meiner Näh.
Mach mein Gehör und meine Sehkraft stark,
Du weißt, wie vieler Kraft es hier bedarf,
um all die Menschen zu versorgen
und frisch zu bleiben bis zum Morgen.
Wenn mich das Grauen überfallen will,
dann halt mich fest, ich werd dann still.
Will wieder werden ganz bereit,
mit dem Gefühl, wir sind zu zweit.
Werd ich gefragt, wo nimmst die Kraft du her,
dann kann ich lächeln – die gibt Er.

Unser Alten- und Pflegeheim war ein katholisch geführtes Haus, und in der Kapelle, die im Erdgeschoss lag, wurde allmorgendlich um sieben Uhr in der Früh von Pfarrer Wilhelm, dem Verwaltungsdirektor, die heilige Messe gehalten. Viele unserer Senioren nahmen dieses Angebot an, und selbst von der Pflegestation brachten wir einige Patienten dorthin.

Nach meinem Gebet in der Kapelle ging ich zum Stationszimmer, um mit der Spätschicht die Dienstübergabe vorzunehmen.

Es gab zwei Pflegestationen, für die ich in der Nacht allein zuständig war. Jede umfasste je vier Vierbett- und Zweibettzimmer, ein Einzelzimmer und ein Sterbezimmer. Alle Betten waren belegt, und es gab bereits Vormerkungen auf der Warteliste.

Zu dem Gebäudekomplex gehörten außerdem zwei Altenheime, die mit unserem Haus durch lange Gänge verbunden waren. Hier war ich in Notfällen zuständig, falls einer der Heimbewohner nachts

Hilfe brauchte. Außerdem musste ich mich bei einem abendlichen Rundgang davon überzeugen, dass alles in Ordnung war – dass zum Beispiel die Herdplatten in den Teeküchen ausgeschaltet waren und dass Fenster und Türen ordnungsgemäß verschlossen waren.

Im Stationszimmer erwartete mich neben zwei Schwestern der lange Fritz, den ich bereits seit einigen Jahren kannte und schätzte. Der Vater von fünf Kindern war die erste männliche Pflegekraft in unserem Heim gewesen, und anfangs hatten sich unsere weiblichen Patienten ein bisschen geniert. Aber inzwischen liebten unsere Senioren den endlos langen, dünnen Kerl und überdies waren Männer in der Altenpflege mittlerweile keine Seltenheit mehr. Gründlich gingen wir vor dem Schichtwechsel gemeinsam die Berichtsbücher durch.

Fritz sagte vorsichtig: »Du, deiner Snoopine geht es gar nicht gut, du solltest sie im Auge behalten!«

»Warum, was ist mit ihr?«, fragte ich besorgt.

»Na, du weißt schon, sie will wieder einmal auf der Stelle sterben«, erwiderte Fritz.

Alle wussten, dass Snoopine meine Lieblingspatientin war. Eigentlich sollte es so etwas nicht geben, aber es kam immer wieder vor, dass man manche Patienten auf den ersten Blick ins Herz schloss – aus welchem Grund auch immer. Es war gar nicht nötig, dass sie irgendetwas Besonderes oder Originelles an sich hatten.

Bei Snoopine war es mir so ergangen. Wie sie eigentlich richtig hieß, wusste am Ende niemand mehr zu sagen. Als sie zu uns kam, hatten alle gleich an Snoopy gedacht, den kleinen Comic-Hund mit den drei Haaren. Denn auf dem Kopf der zierlichen alten Dame wuchsen nur noch einige wenige Haarbüschel. Ansonsten war sie kahl.

Trotzdem hielt Snoopine die Schwestern mit ihrer »Frisur« auf Trab. Besonders wer sie am Morgen für den Tag herzurichten hatte, kam ins Schwitzen, denn sie wollte ihre spärlichen Haarsträhnen zu Zöpfen geflochten haben – ein schwieriges Unterfangen, denn Snoopine drehte beim Kämmen beständig den Kopf hin und her. Sie hielt nicht nur nicht still, sondern riss von Zeit zu Zeit an den geflochtenen Zöpfen herum, sodass das schwierige Werk von Neuem begonnen werden musste.

Wie kaum eine andere Patientin spiegelte Snoopine in ihren Reaktionen wider, wie mit ihr umgegangen wurde.

Trat eine Schwester an ihr Bett, die sie immer liebevoll behandelte, dann flötete sie: »Na, mein Engelchen, komm zu mir.« Willig ließ sie sich dann das meiste gefallen. Kam aber eine weniger geduldige Schwester zu ihr, dann sagte sie kein Wort, wandte nur ihren Kopf zur Seite und verzog vielsagend das Gesicht.

Als ich jetzt in ihr Zimmer ging, sagte sie flehend: »Ich mag nimmer, gib mir was, damit ich sterben kann!«

Ich nahm sie einfach in den Arm und sagte: »Willst du mich unglücklich machen, du weißt doch, dass ich das nicht darf. Überlass das unserem Herrgott, wann er dich holen will!«

»Aber so lange will ich nicht mehr warten, gib mir halt was – ich sag es niemandem, nur lass mich endlich sterben!«

Erneut umarmte ich ihren kleinen Körper, wiegte sie hin und her und sagte: »Weißt du, meine Kleine, ich mache jetzt erst einmal meinen Rundgang durch alle Zimmer und komme dann wieder zu dir. Dann singen wir eines von deinen Lieblingsliedern, bis du einschlafen kannst.«

Eigentlich war es die Regel in unserem Heim, dass wir die Patienten siezten. Doch es kam immer wieder vor, dass jemand den ausdrücklichen Wunsch äußerte, mit »du« angeredet zu werden. Snoopine bestand darauf, dass ich sie duzte.

Nachdem meine Kolleginnen und Kollegen das Haus verlassen hatten, sperrte ich alle Ausgänge zu und begann mit meinem ersten Rundgang.

Herr Holz, ein fünfundachtzigjähriger Herr, empfing mich jammernd und weinend. Wie viele Patienten im Pflegeheim lebte er weitgehend in der Vergangenheit und redete von Ereignissen und Erinnerungen aus seiner Kindheit. Weniger lang zurückliegende Zeiten dagegen waren oft ganz aus dem Gedächtnis verschwunden.

Herr Holz war also kein Einzelfall, aber er dachte immer an traurige Dinge zurück und brachte mich mit seinem Kummer oft dazu, dass auch mir die Tränen kamen. Herzzerreißend rief er mir entgegen: »Ich hab kein Papa und kein Mama mehr und muss in die Schul gehn. Mein Schulranzen ist fort, und keiner bringt mir mein Brotzeit, ich bin so allein!« Dabei klammerte er sich Hilfe suchend an mich und sah mich mit einem Blick an, der mir zu Herzen ging.

Wie jeden Abend setzte ich mich zu ihm und ließ ihn erzählen, bis er müde wurde. Daran war er gewöhnt, und das erwartete er. Wenn einmal eine Glocke schrillte und mich zu einem anderen Patienten rief, konnte er sehr böse werden. Er akzeptierte nicht, dass jemand es wagte, mich von ihm wegzuholen. »Lass doch läuten, rutsch dem doch den Buckel runter, jetzt bist bei mir, da kannst net einfach davonlaufen!«

Immer ging das natürlich nicht, dass ich bei Herrn Holz bleiben konnte, bis er eingeschlafen war – dafür hatten wir viel zu viele Schwerkranke auf der Station. Zwar schimpfte er dann über mein Weggehen, aber da sein Kurzzeitgedächtnis nicht mehr funktionierte, hatte er die Sache schnell vergessen, und am nächsten Abend empfing er mich auf seine übliche Weise.

Im nächsten Zimmer lag Herr Wowra. Er stammte aus Ostpreußen und sprach noch stark den Dialekt seiner Heimat.

Als ich eintrat, fragte er als Erstes: »Sind Sie der Schaffner aus dem Bus, der nach Hindenburg fährt?«

»Ja, das bin ich, steigen Sie ein, Herr Wowra. Es geht gleich los.«

Heute drehte er sich willig auf die Seite und war bereit, einzuschlafen. Das war nicht immer so, denn Herr Wowra glaubte nämlich sehr oft, noch an der Front im Schützengraben zu sein und wusste jeden Abend eine andere Geschichte zu erzählen.

Mit ihm im Zimmer lag Alois. Der arme Mann konnte nicht sprechen und brachte nur wenige Laute heraus, aus denen man erraten musste, was er wollte. Meist sagte er: »Du, du.«

Zusätzlich deutete er mit seinem Finger auf den Gegenstand, den er brauchte. Allerdings war das nicht immer ganz eindeutig, und man griff nach dem falschen. Dann gab er ein energisches, fast aggressives »Na, na« von sich, und das rief er so lange, bis man endlich seinen Willen erraten hatte.

Er war also kein einfacher Patient, doch wenn man ihn eine Weile kannte, wusste man meist, um was es ging. Er war schon geraume Zeit bei uns, und inzwischen kam ich ganz gut mit ihm zurecht.

Heute aber schien etwas anders zu sein.

Alois fuchtelte wild mit beiden Händen umher und schrie aufgeregter als sonst: »Du, du, du!«

Ich wusste nicht, was er wollte, denn die üblichen Gegenstände hatte ich ihm bereits gereicht. Warum war er nur so erregt? Schließlich erkannte ich, dass er in Richtung der Balkontür deutete. Wollte er ein wenig frische Luft? Also öffnete ich die Tür, damit er sich endlich beruhigte, und trat in die dunkle Nacht hinaus. Was ich sah, verschlug mir fast den Atem.

Frau Lang stand vor den Blumenkästen und hob einen nach dem anderen herunter.

Es war zwar bekannt, dass die alte Dame nachts gelegentlich wanderte, aber bislang war sie nur von Zimmer zu Zimmer gegangen.

Da es Ende März und draußen noch empfindlich kalt war, wollte ich sie rasch hineinführen, doch sie weigerte sich entschieden. Ihr Ausflug auf den Balkon schien einen Zweck zu verfolgen. Sie schob mich beiseite und rief: »Ich muss putzen, alles so dreckig!«

Mit Engelszungen redete ich auf sie ein: »Ich werde morgen die Putzfrau bitten, dass sie hier Ordnung macht. Sie gehen jetzt bitte zu Bett!«

»Ich gehe nicht ins Bett, ich will putzen!«, rief sie böse und schlug mir vor, selber schlafen zu gehen.

»Das würde ich gern, aber ich habe Dienst und muss auf alle Bewohner aufpassen«, erwiderte ich.

»Dann gehen Sie eben aufpassen, ich putze!«

Es war nicht mit ihr zu reden.

Was sollte ich machen? Längst war ich mit meinem ersten Rundgang nicht durch. Viele Bewohner des Heims schliefen noch nicht oder warteten auf meine Hilfe. Es war eine ausgesprochen ungünstige Zeit. Viel konnte passieren!

Die Tagesschwestern hatten mir bereits von Frau Langs gelegentlichem Starrsinn berichtet und mir geraten, sie etwas härter anzufassen: »Die braucht eine strenge Hand.«

Bislang war ich bei ihr mit Liebenswürdigkeit ganz gut gefahren, aber jetzt nahm ich mir den Rat meiner Kolleginnen zu Herzen. Ich erhob meine Stimme und rief entschieden: »Nichts da, Frau Lang, Sie gehen jetzt sofort zu Bett, sonst werde ich sehr böse!«

Sie sah mich ungläubig mit großen Augen an und schluchzte dann auf: »Sie dürfen nicht böse sein, ich will doch bloß putzen!«

Dann ließ sie sich willig in ihr Zimmer und zu Bett bringen. Schließlich sah sie mich bittend an und fragte: »Sind Sie noch böse?«

Sie tat mir so leid. Ich tröstete sie und beteuerte: »Nein, nein, ich habe Sie doch gern, Frau Lang«, und strich ihr über die Stirn.

»Dann ist's gut, ich bleibe im Bett und schlafe ganz brav!«

»Gute Nacht, Frau Lang«, sagte ich.

Noch einmal setzte sie sich auf und winkte mich mit ihrer knochigen Hand zu sich.

Ich fragte: »Haben Sie noch einen Wunsch, Frau Lang?«

Sie schlang ihre dünnen Arme um mich und sagte: »Sagen Sie Maria zu mir?«

»Aber natürlich, wenn Sie das wünschen, sage ich ab sofort Frau Maria zu Ihnen.«

Sie lächelte zufrieden. Als ich später noch einmal nach ihr schaute, schlief sie fest.

# 2

*Quellende, schwellende Nacht,*
*Voll von Lichtern und Sternen:*
*In den ewigen Fernen,*
*Sage, was ist da erwacht!*
Friedrich Hebbel

Nachdem ich alle Zimmer im Pflegeheim kontrolliert hatte, ging ich hinüber zu den benachbarten Altenheimen, wo wenigstens einmal in der Nacht ein Kontrollgang gemacht werden musste.

Bereits von weitem hörte ich Almas Kommandorufe.

Frau Riedel war eine Person, die nicht nur mir immer wieder Rätsel aufgab.

Abend für Abend machte sie Turnübungen und begleitete diese mit Rufen wie »eins zwei und hopp«. Bekleidet war sie stets mit einem recht kurzen Hemdchen.

Wiederholt hatte ich sie schon gefragt, was das alles zu bedeuten hätte. Sie hielt dann kichernd die Hand vor den Mund und flüsterte geheimnisvoll: »Des geht dich gar nichts an, des ist mein Geheimnis. Aber schleich dich, sonst kommt der Heilige Geist net zu mir!«

Alma war eben ein wenig absonderlich, und so dachten wir nicht wirklich darüber nach.

Ich setzte meinen Rundgang fort, ohne irgendwelche anderen Besonderheiten zu entdecken. Bevor ich jedoch ins Pflegeheim zurückkehrte, ging ich noch einmal zu Frau Riedels Zimmer.

Jetzt war alles ruhig. Offenbar hatte die sportliche Alma ihre Turnübungen beendet und schlief.

Trotzdem ließ mir diese Geschichte keine Ruhe, und ich berichtete am nächsten Morgen unserem Heimleiter davon.

Herr Seetaler war ein junger, engagierter Mann, der vorher als Lehrer an einer Altenpflegeschule unterrichtet hatte. Er war verständnisvoll, hatte Humor und wurde von den Schwestern geschätzt.

»Macht sie das jeden Abend?«, fragte er lächelnd.

»Ja, fast jeden Abend. Es kommt mir irgendwie komisch vor, weil sie dabei immer so geheimnisvoll tut.«

»Behalten Sie sie im Auge, und sehen Sie nachts öfter mal nach ihr. Vielleicht muss man sie wirklich bald ins Pflegeheim verlegen.«

»Wieso denn? Körperlich ist sie doch noch total fit«, hielt ich dagegen.

»Wir werden ja sehen, wie sich das Ganze weiterentwickelt – eigenartig ist die Sache schon«, meinte Herr Seetaler abschließend.

Als ich nach dem Nachtdienst nach Hause kam, genoss ich die Ruhe und schlief tief und fest bis zum Nachmittag. Anschließend ging ich wie immer zum Schwimmen.

Das tat meinem Rücken gut und war ein wichtiger Ausgleich für das schwere Heben in der Nacht, denn es trug zur Entspannung der Muskeln bei. Ich war eine der wenigen Schwestern im Heim, die keine Probleme mit der Bandscheibe hatten.

Seit ich allein war, konnte ich mir meine Zeit am Tag einteilen, wie ich wollte. Alles lief ohne Hektik ab, und ich schaffte es wirklich, auszuspannen und neue Kräfte zu sammeln.

Erholt ging ich am Abend in den Nachtdienst.

Friedel hatte wieder Pfortendienst und empfing mich ein wenig ratlos. »Du Elfi, die Frau Melzer ist noch nicht im Haus. Ich mache mir schon Vorwürfe, dass ich sie überhaupt so spät fortgelassen habe!«

»Musst du nicht, Friedel, du weißt ja, dass wir die Altenheimbewohner nicht in ihrer Bewegungsfreiheit einschränken dürfen. Wenn sie ausgehen wollen, dürfen sie das. Sie wird schon noch kommen. Hoffen wir nur, dass sie nicht zur Abwechslung einmal wieder in einer Kneipe gelandet ist ...«

»Na, das wünsche ich dir wirklich nicht! Das wäre bestimmt kein Spaß«, antwortete Friedel.

Ich musste lachen. »Ich weiß, Friedel, aber warten wir's ab! Und was gibt es sonst noch Neues?«

»Eigentlich nichts, aber die Glocken im Pflegeheim gehen fast ununterbrochen!«

Das hörte sich gar nicht gut an! Und wirklich: Auf den Pflegestationen rannten die Schwestern um die Wette. Überall wurde geläutet. Unsere Stationsschwester Hilde, die wir die wilde Hilde nannten, war ebenfalls noch anwesend und empfing mich aufgeregt. »Ach, Elfi, ich bin total fertig, heute klappt überhaupt nichts. Die Patienten sind unmöglich, und seit einer Stunde suchen wir alle die Frau Lang!«

»Na, dann sucht ihr erst einmal weiter, und ich beginne gleich mit meinem ersten Rundgang. Dann machen wir die Dienstübergabe heute eben später.«

Anscheinend war wirklich der Teufel los gewesen, denn die meisten Patienten waren bisher nicht für die Nacht hergerichtet. Teilweise stand das Geschirr vom Abendessen noch auf den Nachtkästchen, und in den Berichtsbüchern war nichts eingetragen. Also machte ich mich daran, die Patienten zu wickeln und zu lagern.

Herr Holz jammerte wie üblich nach seinen Eltern und nach seiner Schultasche.

Herr Wowra rief ungeduldig: »Kamerad, bring mich in den anderen Schützengraben, auf die andere Seite, hier ist alles so nass.«

Wie viele Männer, die den Krieg mitgemacht hatten, kam er nicht davon los. Auch heute Abend glaubte er wieder an der Front zu sein.

Doch jetzt waren seine Windeln die Quelle des Übels, und selbst das Bett musste neu bezogen werden. Neben seiner körperlichen und geistigen Hinfälligkeit kam bei Herrn Wowra noch das Problem hinzu, dass er immer schlechter sah und allmählich erblindete.

Langsam wurde es Zeit, zur Dienstübergabe ins Stationszimmer zu gehen. Die Schwestern empfingen mich ratlos: »Du, wir haben Frau Lang immer noch nicht gefunden. Sollen wir vielleicht die Polizei rufen?«

»Das gibt's doch nicht, dass Frau Lang nicht zu finden ist.«

»Eben doch, wir haben alles durchsucht.«

»Seit ihr sicher, dass sie nicht aus dem Haus gelaufen ist?«

»Ganz sicher«, sagte Schwester Hilde, »die Friedel hat sie nicht rausgehen sehen!«

Ich versprach, später beim Suchen zu helfen.

Doch zunächst hatte ich alle Hände voll zu tun. Alle Bewohner der Pflegestationen waren heute besonders unruhig. Die Glocken gingen pausenlos. Ich sah mir den Speiseplan an, denn meistens, wenn es Reis gegeben hatte, mussten die Patienten besonders oft Wasser lassen. Stimmt, es hatte Reis gegeben. Also war klar, dass es eine unruhige Nacht geben würde.

Trotzdem machte ich weiter mit der Suche nach Frau Lang – sie konnte sich schließlich nicht in Luft aufgelöst haben! Inzwischen war jedoch so gut wie sicher, dass sie sich nicht im Pflegeheim befinden konnte.

Also beschloss ich, bei meinem Rundgang durch das Altenheim dort alle Ecken und Versteckmöglichkeiten zu kontrollieren.

Zunächst allerdings schaute ich, wie ich es Herrn Seetaler versprochen hatte, bei Alma vorbei. Durch die geschlossene Zimmertüre hörte ich ihr »eins und zwei …« Ich klopfte an, aber als sie öffnete, fragte sie nur: »Bist du die Nachtschwester? Bei mir ist alles in Ordnung. Geh weiter, gleich kommt der Heilige Geist zu mir. Stör mich nicht!«

Kopfschüttelnd setzte ich meinen Rundgang fort, nahm mir jedoch vor, später noch einmal zu ihr zu gehen. Ich konnte mir einfach keinen Reim auf ihr eigenartiges Benehmen machen.

Jetzt begann ich mit der systematischen Suche nach Frau Lang – zunächst im zweiten Stock. Die einzelnen Zimmer konnte ich auslassen, denn die Bewohner durften ihre Räume zuschließen.

Ich vermutete oder hoffte, dass sie sich in einer der gemütlichen Sitzecken, die sich auf jedem Stockwerk befanden, zur Ruhe gelegt hatte. Aber die Suche blieb ergebnislos. Angst befiel mich. Hoffentlich lag sie nicht tot in irgendeiner Ecke!

Ich stieg in den Keller hinunter, schaute in die Großküche, in den Werkraum des Hausmeisters, in den Heizungskeller. Ich durchsuchte alle Räume, selbst die verschlossenen. Nichts, keine Spur von Frau Lang!

Als ich gerade gehen wollte, um den Heimleiter anzurufen, hörte ich ein leises Schnarchen. Ich ging dem Geräusch nach. Da lag sie in einer alten Vorratskiste. Das Gesicht mit Staub beschmutzt. Als sie aufwachte und mich sah, fing sie an zu schimpfen: »Kein gutes Hotel, viel zu harte Betten! Maria wird nichts zahlen. Alle Knochen tun weh. Das ist eine alte Kiste, kein Bett!«

Unwillkürlich musste ich lachen: »Da haben Sie wirklich Recht, Frau Maria, das ist tatsächlich eine alte Kiste, in der Sie da liegen und kein Bett. Ihr Bett steht drüben im Pflegeheim, und dort werde ich Sie jetzt auch hinbringen!«

Zunächst aber musste ich sie aus dieser Kiste herausziehen. Das war gar nicht so einfach, denn immerhin hatte sie mehrere Stunden in dieser unbequemen Lage verbracht, und dementsprechend steif und unbeweglich waren ihre Glieder geworden. Zu allem Überfluss gab sie wieder einmal eine Probe ihres Starrsinns und sträubte sich mit Händen und Füssen, aus der Kiste herauszukommen: »Nein, nicht! Maria will weiter schlafen«, rief sie trotzig.

Ich musste energisch werden, bis sie endlich widerwillig mithalf. Den ganzen Weg bis zum Pflegeheim zeterte sie laut vor sich hin, sodass einige Altenheimbewohner wach wurden und die Köpfe zur Türe hinausstreckten, um zu schauen, was draußen vor sich ging.

Endlich hatte ich sie in ihrem Zimmer. Jetzt musste ich sie erst einmal säubern, denn in diesem Zustand konnte ich sie nicht in das saubere Bett lassen. In diesem Moment läutete es an der Pforte. Friedel war längst nicht mehr da – also rannte ich durch den langen Gang und dachte, wer wohl so spät in der Nacht noch in das Heim wollte. Frau Melzer hatte ich in der Aufregung total vergessen.

Ich öffnete, und mich traf der Schlag.

Vor mir stand, schwankend auf dünnen Beinen, ein Häufchen Elend. Frau Melzer hatte wirklich ausgiebig in einer Kneipe Station gemacht. Sie roch fürchterlich nach Alkohol, Erbrochenem und anderem mehr. Erinnerungen an meinen alkoholkranken Mann wurden in mir wach und ließen mich ungerecht werden. Ich schrie sie an: »Wo kommen Sie so spät her? Sie sind ja völlig betrunken – wir sind doch keine Entzugsanstalt!«

Zitternd stand sie da, und hätte ich sie nicht gestützt, wäre sie umgefallen. Mit einem Mal bereute ich meinen Ausbruch, denn sie tat mir einfach leid. Ich führte sie zum Aufzug, brachte sie in ihr Zimmer, zog sie aus, reinigte sie und brachte sie zu Bett. Kaum lag sie, erbrach sie sich erneut, und das war nicht das letzte Mal.

Auch in den anderen Zimmern wurde pausenlos geläutet. Bis zum Morgen war ich total erschöpft.

Doch bevor ich nach Hause gehen konnte, musste ich noch einmal alle Kräfte mobilisieren, denn jetzt begann die Hauptarbeit, nämlich das Waschen der Pflegefälle, und da war Geduld gefragt. Zehn Patienten waren es, die vom Nachtdienst versorgt werden mussten.

Zwischendurch schrillten in anderen Zimmern die Glocken, das hieß, dass man immer wieder weg musste. Meist brauchte jemand Hilfe beim Toilettengang oder wollte eine Bettschüssel haben.

Alle inkontinenten Patienten mussten gewickelt werden, denn bei Beginn der Tagesschicht sollten alle sauber in ihren Betten liegen. Vor allem war strengstens darauf zu achten, dass verwirrte Patienten sich nicht die Windeln auszogen und mit ihrem Kot herumspielten, was trotz aller Sorgfalt immer wieder vorkam. Als ich mit dem Waschen fertig und mein Dienst eigentlich beendet war, ging ich auf einen Sprung noch einmal zu Herrn Wowra, bei dem es häufiger vorkam, dass er am frühen Morgen mehrmals Stuhlgang hatte und eine neue Windel brauchte.

Bereits als ich eintrat, schrie er mich an: »Jemand hat in mein Bett geschissen, das ist eine bodenlose Frechheit!«

Mit einem Blick stellte ich fest, dass ich ihn im Bett nicht mehr säubern konnte, denn er hatte sich

Hände, Füße und Gesicht beschmiert. Ich holte ihn aus dem Bett und setzte ihn auf einen Stuhl, wobei er pausenlos zeterte.

Es war sechs Uhr, der Tagesdienst war bereits da, und Schwester Gabi kam herein, die in der Früh das Waschen des Männerzimmers zu besorgen hatte.

Erstaunt fragte sie: »Was tust du denn noch hier, dein Dienst ist doch bereits beendet?«

»Ja, weißt du, ich habe noch schnell zu den Männern hereingeschaut, weil ich weiß, dass um diese Zeit Herr Wowra oft noch einmal in die Windeln macht, und das möchte ich dir nicht gleich als Erstes zumuten!«

»Das ist lieb von dir«, sagte Gabi, »aber ich helfe dir schnell.

Gabi hatte eine zierliche Figur und wirkte fast noch wie ein Kind. Niemand sah ihr an, welche enormen Kräfte sie hatte. Außerdem war sie eine sehr engagierte Schwester, und wir hatten trotz des Altersunterschiedes einen guten Draht zueinander.

Nachdem ich Herrn Wowra weitgehend gesäubert hatte, holte ich neues Wasser, um seine Füße einzuweichen. Ich ging in die Hocke und begann seine Füße mit einer Bürste zu bearbeiten. Gabi gab ihm inzwischen das Mundwasser. Herr Wowra planschte mit den Füßen herum. Ich sah nach oben und bat: »Bitte, Herr Wowra, lassen Sie ihre Füße im Wasser, sonst wird der Boden ganz nass!«

Inzwischen hatte Gabi ihm die Nierenschale gereicht, damit er das Mundwasser ausspucken sollte. Herr Wowra spuckte, aber nicht in die Nierenschale, sondern mitten in mein Gesicht. Gabi schüttete sich vor Lachen schier aus, und Herr Wowra, dem im Allgemeinen selten ein Lächeln zu entlocken war, lachte dröhnend mit.

Gott, wie ich mich ekelte. Essensreste aus seiner Zahnprothese klebten in meinem Gesicht. Gabi hatte ihren Lachanfall noch immer nicht unter Kontrolle, als unsere Stationsschwester, die wilde Hilde, das Zimmer betrat.

Streng sah sie uns zu: »Was lacht ihr denn so albern, dass man es bis draußen hört?« Sie ließ uns nicht antworten, sondern wetterte gleich weiter: »Elfi, seit wann waschen Sie sich mit den Patienten gleich mit?«

Ich war verärgert und konnte darüber kein bisschen lachen. »Seien Sie bloß still, sonst kommt es mir wirklich hoch«, sagte ich kurz angebunden und verließ den Raum.

Inzwischen erklärte Gabi, was geschehen war.

Bei der Dienstübergabe sprach mich die Stationsschwester noch einmal an: » Elfi, wenn Ihr Dienst beendet ist, brauchen Sie keine Patienten mehr zu waschen!«

»Ja, soll ich den Mann vielleicht in seinem Dreck liegen lassen, bis ihr kommt und mich dann vielleicht vorwurfsvoll anredet?«

Sie schwieg, und wir begannen mit der Dienstübergabe. Die Stimmung war gereizt. Zornig fuhr ich an diesem Morgen nach Hause.

# 3

*O Menschenherz, was ist dein Glück?*
*Ein rätselhaft geborner,*
*Und, kaum gegrüßt, verlorner,*
*Unwiederholter Augenblick!*
Nikolaus Lenau

Selbst auf der Heimfahrt gelang es mir nicht, meinen Ärger hinter mir zu lassen, und darum knallte ich beim Aussteigen die Autotür heftig zu.

In diesem Moment kam mein Schwiegersohn, der als bekennender Umweltschützer nie mit dem Auto zur Arbeit fuhr, mit seinem Fahrrad vorbei. Er stieg ab und kam auf mich zu: »Welche Laus ist denn dir über die Leber gelaufen? Du siehst richtig grantig aus.«

Ich war dankbar, Dampf ablassen zu können.

»Ach, nur Stress im Dienst, unsere wilde Hilde hat ihrem Namen wieder einmal alle Ehre gemacht«, schimpfte ich los und erzählte ihm die Geschichte.

Er nahm mich einfach in den Arm und tröstete mich: » Ruf an, wenn du mal reden willst. Du weißt, dass Eva und ich immer für dich da sind.«

Noch einmal nahm er mich in den Arm und gab mir einen flüchtigen Kuss auf die Wange, dann schwang er sich auf sein Fahrrad.

Das kurze Gespräch mit meinem Schwiegersohn hatte mir gutgetan. Trotzdem konnte ich lange nicht einschlafen und machte mich am Abend unerholt auf den Weg zum Dienst.

An der Pforte wurde ich bereits erwartet. Dort standen der Heimleiter, unsere Stationsschwester und eine aus dem Altenheim. Sie diskutierten heftig.

Erstaunt fragte ich: »Um Himmels willen, was ist denn heute los?«

Herr Seetaler kam auf mich zu und fragte: »Schwester Elfi, haben Sie in den letzten Nächten nach zwanzig Uhr noch irgendeinen Besucher hereingelassen?«

»Nein, das hätte ich doch gemeldet«, sagte ich. »Ist etwas gestohlen worden?«

»Nein, gestohlen worden ist nichts, aber die Alma Riedel musste heute ins Krankenhaus eingewiesen werden, weil sie in einem ganz schlechten körperlichen Zustand war. Und die Bewohner der Nachbarzimmer haben gesagt, dass sie die letzte Nacht noch eine männliche Stimme aus ihrem Zimmer gehört hätten.«

»Aha, doch der Heilige Geist!«, sagte ich.

»Was denn für ein Heiliger Geist?«, fragte Schwester Hilde, die offensichtlich von den rätselhaften Andeutungen nichts wusste.

Ich wandte mich an Herrn Seetaler. »Können Sie sich erinnern? Ich habe Ihnen nicht nur von Almas merkwürdigen Turnübungen erzählt, sondern auch davon, dass sie auf den Besuch vom Heiligen Geist wartete.«

»Ja, ich erinnere mich. Sie sollten sie im Auge behalten.«

»Das habe ich auch getan, aber außer dem bekannten merkwürdigen Verhalten habe ich nichts Neues bemerkt. Aber das hat natürlich nichts zu bedeuten, denn normalerweise bin ich nur einmal nachts im Altenheim – es sei denn, es hat jemand geläutet.«

Herr Seetaler wandte sich daraufhin an die Stationsschwester des Altenheims: »Sagen Sie, Schwester Anna, besitzt Frau Riedel etwa einen eigenen Schlüssel, um nach Pfortenschluss Besuch hereinzulassen?«

Schwester Anna sah in ihr Berichtsbuch, in das gewissenhaft alle ausgegebenen Schlüssel eingetragen werden mussten, und sagte: »Nein, und im Übrigen hat der Bruder uns ausdrücklich untersagt, seiner Schwester einen Schlüssel zu geben, nachdem sie einmal in Unterwäsche bei ihm aufgetaucht ist!«

»Dann besteht nur noch die Möglichkeit, dass es sich bei dem Besucher um einen Bewohner des Altenheimes handelt«, folgerte Herr Seetaler.

»Aber wer kommt denn da in Frage?«, wollte ich wissen.

»Das ist unsere Aufgabe, herauszufinden, wer da vielleicht noch auf Freiersfüßen schwebt«, meinte Herr Seetaler lächelnd.

Im Geist ging ich alle Männer des Heimes durch und sagte dann: »Das ist doch absoluter Quatsch, die sind doch alle flügellahm!«

Schallend lachte Herr Seetaler jetzt auf: »Mein Gott, Schwester Elfi, sind Sie naiv!«

Das Gespräch wurde mir langsam ein wenig peinlich. Darum entschuldigte ich mich, dass ich zur Dienstübergabe müsste, und wünschte noch einen schönen Abend.

Offensichtlich hatte das Gerücht von einem heimlichen Liebhaber bereits die Runde gemacht.

Neugierig kichernd empfingen mich die Spätschwestern auf der Station: »Erzähl, Elfi, was war in der Pforte los, was wollte der Seetaler von dir wissen?«

Ich mochte dazu nichts sagen, weil alles noch völlig unklar war. Darum unterbrach ich meine Kolleginnen einfach und sagte: »Nichts Genaues weiß man nicht! Erzählt ihr mir lieber, was es Neues auf den Stationen gibt – das interessiert mich mehr!«

Sie machten enttäuschte Gesichter, fragten aber nicht weiter.

Widerwillig begann Jutta, eine der jüngsten Schwestern, mit der Dienstübergabe: »Also, der Fritz ist noch bei Herrn Wowra, der ist heute äußerst aggressiv.«

»Gut, dann werde ich zuerst dorthin gehen, vielleicht kann ich ja helfen.«

Als ich das Männerzimmer betrat, schien Fritz ziemlich am Ende. Mit Engelszungen redete er auf Herrn Wowra ein, sich doch zu Bett bringen zu lassen, aber seine Bemühungen blieben ohne Erfolg.

Ich kannte das bereits: Wenn Herr Wowra nicht wollte, dann wollte er eben nicht.

Deshalb schlug ich Fritz vor, noch etwas zu warten: »Ich versuche dann später mein Glück, wenn er zu müde ist, um den starken Mann zu spielen.«

Fritz sah mich an: »Du, sei aber vorsichtig, mit dem ist heute nicht zu spaßen, mir wollte er gerade eine runterhauen!«

Ich konnte nicht anders – ich musste lachen bei dieser Vorstellung.

»Ja, ja, lach du nur, irgendwann wird er dir auch eine Ohrfeige verpassen.«

»Ich werd's überleben!«

Fritz schüttelte nur den Kopf und begleitete mich ins Stationszimmer, wo die Schwestern bereits ungeduldig darauf warteten, endlich nach Hause gehen zu können. Die Dienstübergabe erbrachte nichts Ungewöhnliches, und ich erwartete eine eher ereignislose Nacht.

Nachdem alle gegangen waren, sperrte ich sämtliche Ausgangstüren zu und begann mit meinem ersten Rundgang.

Es war ruhig; sogar Frau Lang, die gerne um diese Zeit herumwanderte, schlief tief und fest. Dann ging ich zu Herrn Wowra, der inzwischen ein Bild des Jammers bot. Erschöpft saß er auf der Bettkante und kämpfte mit seinem Kopf, der ihm nicht gehorchen wollte und immer wieder vornüber kippte.

»Sind Sie müde, Herr Wowra?«, fragte ich.

»Ach ja, müde. Kamerad, bring mich ins Bett«, bettelte er.

Ich begann die Knöpfe seines Hemdes zu öffnen. Willig ließ er es geschehen. Als ich aber den obersten Knopf öffnen wollte, rief er plötzlich: »Den Knopf nicht!« Gleichzeitig schlug er mir mit der geballten Faust ins Gesicht und traf dabei meine Nase so empfindlich, dass mir die Tränen in die Augen stiegen und mir schwindelig wurde. Ich ließ ihn sitzen und rannte zum nächsten Spiegel. Ich erwartete, dass die Nase anschwellen oder blau werden würde, aber nichts dergleichen geschah. Ich hatte nur das Gefühl, als ob sie nicht genau an der Stelle saß, wo sie eigentlich sitzen sollte.

Ich wandte mich wieder Herrn Wowra zu, unterhielt mich ein wenig mit ihm, um ihn abzulenken und schaffte es schließlich, dass er sich zu Bett bringen ließ.

Gegen Mitternacht hörte ich ein Tapsen auf der Treppe. Es war Herr Jaulig. Ich fragte: »Können Sie nicht schlafen? Oder haben Sie einen Wunsch?«

Herr Jaulig hatte erst vor kurzem eine Seniorin aus dem Altenheim geheiratet und bewohnte dort mit ihr ein Doppelzimmer.

Unwirsch sagte er: »Ich brauche nichts, ich will nur wissen, wo die Alma ist?«

Ich wurde hellhörig. Was war denn das jetzt schon wieder. »Alma ist nicht im Haus«, antwortete ich.

»Und wo ist sie?«, blieb er hartnäckig.

»Darüber darf ich keine Auskunft geben. Fragen Sie morgen Ihre Stationsschwester. Vielleicht kann die Ihnen etwas sagen.«

Er war sichtlich unzufrieden. »Sind Sie aber unfreundlich«, sagte er ungehalten.

»Mag schon sein, aber so sind unsere Vorschriften!«

Jetzt versuchte er es anders. Er setzte sich hin und spielte den Besorgten. »Die Alma und ich sind gute Freunde, müssen Sie wissen, und da wüsste ich schon gern, was mit ihr los ist.«

»Das ist ja nett von Ihnen, aber trotzdem kann ich Ihnen nichts sagen. Außerdem muss ich jetzt meinen nächsten Rundgang machen.«

»Schade, ich hätte mich gerne weiter mit Ihnen unterhalten.« Vertraulich legte er einen Arm um meine Schultern.

Unwirsch schob ich seine Hand weg und sagte: »Gehen Sie lieber zu Ihrer Frau, die wird sich sicher schon Gedanken machen, wo Sie bleiben!«

Gekränkt ging Herr Jaulig davon.

Als er weg war, überlegte ich, was das alles sollte. War er vielleicht der Heilige Geist? Er war bekannt dafür, dass er sich trotz seines Alters noch als Casanova fühlte und gelegentlich den Damen im Altenheim nachstieg. Ich beschloss, am nächsten Morgen mit Herrn Seetaler darüber zu sprechen.

Inzwischen bereitete mir meine Nase doch Kummer. Sie tat empfindlich weh, und wenn ich sie berührte, schossen mir die Tränen in die Augen. Ich würde das wohl oder übel meinem Arzt zeigen müssen. Am Nachmittag ging ich in seine Praxis. Hätte ich das nur nicht getan! Denn jetzt wurde aus der Angelegenheit ein großes Drama mit Röntgen und Unfallmeldung. Vor allem wollte er genau wissen, wie das passiert war. Er ließ sich nichts vormachen und fragte unverblümt: »Wer hat Ihnen denn da draufgehauen?«

»Quatsch«, gab ich zurück, »ich bin gegen eine Tür im Heim gelaufen!«

Er grinste wissend: »Das muss ja ganz schön heftig gewesen sein. Tischen Sie Ihrem Arzt nicht solche Märchen auf.«

Seit etwa zehn Jahren war er mein Hausarzt und kannte mich demzufolge genau.

Trotzdem sagte ich: »Jetzt machen Sie kein solches Aufheben! Geben Sie mir einfach etwas gegen die Schmerzen, dann wird das schon wieder!«

Jetzt donnerte er mich an: »Das ist keine Bagatelle! Ihre Nase ist angebrochen! Ich werde Sie zunächst einmal arbeitsunfähig schreiben, und dann werden wir weitersehen.«

»Unsinn, die Nase heilt sicher von allein wieder, auch wenn ich die nächsten Tage vielleicht mit einem geschwollenen Zinken herumlaufen werde!«

Mein Doktor lächelte. »Na ja, heilen wird sie sicher, aber Schmerzen werden Sie noch eine Weile haben, und Sie müssen sehr vorsichtig sein, sie nicht noch einmal versehentlich anzustoßen!«

Also ging ich, wenn auch verschwollen, wieder zum Dienst.

Da ich unseren Heimleiter am Morgen nicht gesehen hatte, ging ich abends vor Beginn meiner Schicht zu ihm und erzählte ihm, dass Herr Jaulig am Abend zuvor im ganzen Haus verzweifelt nach Alma gesucht hatte.

Herr Seetaler fand die Geschichte ebenfalls interessant und meinte, da sei schon einmal etwas im Gange gewesen. Jedenfalls wollte er der Sache nachgehen.

»Vielen Dank für Ihre Mitteilung, Schwester Elfi!«

Er kümmerte sich offensichtlich umgehend darum und redete mit Herrn Jaulig.

Der alte Herr gab unumwunden zu, dass er Frau Riedel seit einigen Monaten regelmäßig besucht hatte. Also war er wirklich der ominöse Heilige Geist gewesen.

Solche Geschichten wurden natürlich im Altenheim nicht gerade gerne gesehen, waren aber nicht zu verhindern, denn die Senioren durften nicht kontrolliert werden und lebten weitgehend wie in einem Hotel. Sie konnten kommen und gehen, wie sie wollten, jederzeit Besuch empfangen, und die Schwestern waren angewiesen, nicht ohne Not unaufgefordert die Zimmer zu betreten.

Allerdings stellte sich nach dieser Entdeckung die Frage, ob bei Alma, die bereits seit längerer Zeit zunehmend verwirrt war und jetzt zudem einen körperlichen Zusammenbruch erlitten hatte, ein weiterer Verbleib im Altenheim noch zu verantworten war oder ob es nicht besser wäre, sie ins Pflegeheim zu verlegen.

Der greise Casanova jedoch wurde von Herrn Seetaler zur Rede gestellt, dass sein Verhalten gegenüber seiner Frau ganz und gar nicht nett wäre. Und überhaupt sehe die doch erheblich besser aus als die Frau Riedel.

Treuherzig kam zur Antwort: »Ja schon, aber die Alma, die hat Feuer ...!«

Ich hatte Mühe, mir das Lachen zu verbeißen, als Herr Seetaler mir von seinem Gespräch berichtete, und die Geschichte machte bald zur allgemeinen Belustigung im Heim die Runde.

# 4

*Dann saget, unterm Himmelszelt,*
*Mein Herz mir in der Brust:*
*Es gibt was Bessers in der Welt*
*Als all ihr Schmerz und Lust.*
MATTHIAS CLAUDIUS

Snoopine ging es nicht gut.

Als ich abends zur Dienstübergabe kam, sagte meine Kollegin Margit: »Sie hat heute den ganzen Tag über nichts gegessen, obwohl es ihr Lieblingsgericht, Hähnchenkeulen, gegeben hat – die lässt sie doch sonst nie stehen.«

Ich wurde hellhörig. »Danke Margit, ich werde besonders auf sie achten.«

Schnell machte ich meinen Rundgang durch die anderen Zimmer, um mich heute länger bei meiner Snoopine aufhalten zu können.

Ich erschrak, als ich sie sah. Schwach lag sie in ihren Kissen. Die Nase war spitz. Im Laufe der Jahre hatte ich einen sicheren Blick dafür bekommen, wann es mit einem Menschen zu Ende ging. Doch bei ihr wollte ich es nicht wahrhaben.

Ich flößte ihr mit einem kleinen Löffel etwas Tee ein und freute mich, dass sie wenigstens noch schluckte. Aber ihr Atem ging schwerer als sonst. Beunruhigt rief ich ihren Arzt an.

Der Doktor war nicht gerade erfreut, dass ich ihn zu so später Stunde noch belästigte. »Haben Ihnen Ihre Kolleginnen nicht gesagt, dass ich erst heute Nachmittag bei Frau Kowalski war?«

Kowalski – das war Snoopines richtiger Name.

Zwar hatte man vergessen, mir das zu sagen, aber das wollte ich nicht weitergeben. Deshalb sagte ich: »Doch, doch, sie haben mir schon berichtet, dass Sie da waren, aber ich möchte gern wissen, ob ich nicht irgendetwas für Frau Kowalski tun kann. Sie atmet so schwer.«

Er antwortete kurz angebunden: »Frau Kowalski tut nichts weh. Das ist doch wohl die Hauptsache, und mit zweiundneunzig Jahren hat doch jeder das Recht abzutreten, oder nicht?«

»Ja, natürlich«, antwortete ich kleinlaut. Er hatte bereits aufgelegt und ließ mich mit meinem Kummer allein.

Ich machte mich daran, die Berichtsbücher durchzulesen.

Gegen zweiundzwanzig Uhr hörte ich lautes Geschrei aus dem oberen Stockwerk.

Angst befiel mich, denn diese Stimme war uns allen wohlbekannt und bei allen gefürchtet. Ich rannte hinauf – ich hatte mich nicht geirrt. Es war Frau Ziegler, die da schrie. Sie hatte nicht nur eine unverwechselbar schrille Stimme, sondern auch ihre Schimpfkanonaden suchten ihresgleichen. Sie war kleinwüchsig und sehr breit, sodass sie fast viereckig wirkte. Ihre Beine waren krumm, und sie hatte Mühe, damit zu stehen. Sie hielt sich mit beiden

Händen krampfhaft am Treppengeländer fest und schrie unaufhörlich und vor allem sehr laut um Hilfe. Kein Wunder, dass fast alle Zimmerglocken zu schrillen begannen.

Wen sollte ich jetzt zuerst beruhigen – Frau Ziegler oder die Patienten, die aufgewacht waren? Ich sah mich mit dieser Situation überfordert und rief unseren Direktor an, der mir für solche Fälle seine Hilfe angeboten hatte. Alles, was er sagte, war: »Ich schicke Ihnen gleich Frau Zahn hinüber.«

Inzwischen schrie Frau Ziegler mich an: »Wo bleibst du denn so lange, du Mistvieh!«

Es gelang mir nicht, ihre Finger vom Geländer zu lösen. Sie hielt sich daran wie mit Eisenklammern fest. Ich ließ sie einfach stehen und hoffte, dass die Haushälterin des Chefs bald kommen würde, denn meine Gedanken waren bei Snoopine.

Als Frau Zahn gekommen war, bat ich sie, Frau Ziegler etwas zu beruhigen, damit ich erst einmal in die anderen Zimmer gehen konnte. Es war überall das Gleiche – jeder fragte: »Schwester, wer schreit denn da so laut um Hilfe?« Als ich endlich überall nachgeschaut hatte, schien selbst die friedfertige Frau Zahn mit ihren Nerven am Ende zu sein, denn auch sie wurde von Frau Ziegler mit den gröbsten Worten beschimpft. Zu zweit schafften wir es schließlich unter Aufbietung aller Kräfte, die tobende Frau in ihr Zimmer und zu Bett zu bringen. Danach gab ich ihr ein für solche Fälle von ihrem Hausarzt verschriebenes Beruhigungsmittel, das, Gott sei Dank, auch rasch wirkte.

Wieder einmal wünschte ich, dass ich mich teilen könnte, denn eigentlich wollte ich ja an Snoopines Bett Wache halten. Rasch schaute ich noch nach den besonders gefährdeten Patienten. Frau Lang schlief fest und schien heute keine Lust zum Wandern zu haben, aber Herr Holz empfing mich weinend: »Meine Mama ist fort, und jemand hat mir mein Bett so nass gemacht. Was soll ich jetzt tun?«

Ich tröstete ihn und bezog schnell sein Bett neu.

»Bleibst noch eine Weile bei mir?«, fragte er.

»Bitte, Herr Holz, heute nicht. Ich muss noch zu einer Schwerkranken, die braucht mich ganz dringend!«

Eigenartigerweise schien er das zu verstehen und sagte weich: »Na, dann geh halt und kümmer dich um sie!«

»Ich danke Ihnen, Herr Holz, für Ihr Verständnis.«

Er lächelte schon wieder und warf mir eine Kusshand zu.

Ich riss mich los und rannte zu Snoopines Zimmer. Keine Minute zu früh! Sie erkannte mich zwar noch und griff nach meiner Hand, aber ihr Atem ging jetzt sehr schwer. Ich sah, dass es nicht mehr lange dauern würde.

Wieder musste ich den Chef belästigen, denn im Berichtsbuch fand ich keinen Eintrag, dass Snoopine mit den Sterbesakramenten versehen worden war. Ich wusste, dass sie streng katholisch war und auf die Erteilung des Sakraments Wert legte, bevor sie ihren letzten Gang antrat. Freundlich wie immer sagte er nur: »Ich komme gleich.«

Als Pfarrer Wilhelm kam, entschuldigte ich mich, weil ich ihn bereits das zweite Mal in dieser Nacht gestört hatte.

»Das macht gar nichts, wir wollen doch beide nicht, dass sie ohne die letzten Sakramente stirbt. Machen Sie sich darüber keine Gedanken, dafür bin ich da!«

Und als er wieder ging, bot er mir an: »Wenn Sie mit der Sterbenden nicht zurechtkommen, dann dürfen Sie mich jeder Zeit noch einmal rufen!«

Dann war ich alleine mit meiner Snoopine.

So oft es mir möglich war, saß ich in dieser Nacht an ihrem Bett, streichelte sie und sprach mit ihr: »Jetzt wirst du keine Schmerzen mehr haben müssen, bald wird es wunderschön werden, denn du wirst alle deine Lieben wiedersehen.«

Und leise sagte ich ihr einen Vers auf, der mir einmal in einer ähnlichen Situation wie dieser in den Sinn gekommen war:

In der langen, dunklen Nacht,
sitze ich und halte Wacht.
Längst hab ich die Angst verloren vor der letzten heilgen Stund.
Wenn ein Mensch wird neu geboren, gibt es für die Angst kein Grund.
Verzerrt vor Schmerz war dieses Antlitz anzusehn,
erst der Tod machte es entspannt und schön.
Besiegt sind Kummer, Schmerz und Pein,
und keiner ist dann mehr allein.
Auf einer schönen Blumenwiese warten alle Lieben schon,

jetzt beginnt das wahre Leben, jetzt bekommt
man seinen Lohn.
Gott streckt seine Hände aus vor einem
großen Tor,
so, nur so stell ich mir den weiten Himmel vor.

Hatte sie mich verstanden?

Ich spürte jedenfalls, wie sie sich entspannte. Ihr Gesicht hellte sich auf, sie wirkte gelöst, und endlich tat sie ihren letzten Atemzug. Es ging mir so ans Herz, dass ich weinen musste.

Liebevoll richtete ich sie her. Es tat mir weh, als ich dieses letzte Mal ihre wenigen Haare ohne heftigen Widerstand kämmen konnte. Ich richtete sie so schön her wie eben möglich. Am Morgen, als die Frühschwestern ihren Dienst antraten, sahen alle sofort, dass Snoopine gestorben war, denn ich stellte grundsätzlich eine Bahre vor das Sterbezimmer, damit sich keine der jungen Schwestern erschrecken sollte.

Margit, die mich – obwohl sie selbst zu den jüngeren Kolleginnen gehörte – schon viele Jahre kannte und um meine tiefe Zuneigung zu Snoopine wusste, nahm mich einfach in den Arm und sagte: »Jetzt sei nicht traurig, schließlich müssen wir alle einmal sterben. Außerdem hat sie nicht lange leiden müssen, und dann warst du auch bis zuletzt bei ihr!«

Ich stieß sie grob weg, aber Margit wusste, dass ich bisweilen meinen Kummer so abreagierte.

»Geh nach Hause, und versuch zu schlafen«, sagte sie deshalb weich und freundlich.

Jetzt fing ich aufs Neue zu schluchzen an. Wieder nahm sie mich in ihre Arme und sagte: »Hau jetzt ab, die Dienstübergabe nehme ich dir heute ab. Du hast ja alles eingetragen, oder?«

»Ja, aber holt den Hausarzt von Frau Ziegler, die hatte heute Nacht wieder einen ihrer Wutanfälle!«

»Ach, du lieber Gott, das auch noch, dann hattest du ja wirklich eine turbulente Nacht.«

Ich nickte nur und eilte davon.

An Frühstück war heute nicht zu denken – ich brachte nichts hinunter. Auch mit Schlafen war nichts. Zwar legte ich mich hin, aber die Gedanken gingen mir wild im Kopf herum. Ich ließ die Jahre, in denen Snoopine im Pflegeheim gelegen hatte, Revue passieren. Sie hatte mir viel Freude bereitet mit ihrer drollig-frechen Art. Ich war froh, dass ich an ihrer Beerdigung teilnehmen konnte, denn an diesem Tag würde ich dienstfrei haben. Es war bei uns Brauch, dass alle Schwestern, wenn eben möglich, zu den Beerdigungen gingen, denn nicht selten gab es keine Angehörigen mehr.

Auch Margit war zur Beerdigung erschienen. Sie steuerte gleich auf mich zu, als sie sah, dass ich schon wieder weinte, aber ich wehrte sie ab: »Lass mich doch einfach in Frieden und meine Trauer ausleben. Du kannst das ja ohnehin nicht verstehen!«

Jetzt war es Margit, die grob wurde. »Glaub du ja nicht, dass ich die kleine Alte nicht auch lieb gehabt habe, aber ich habe schließlich noch eine Familie, die mich braucht – so wie deine Kinder, obwohl sie schon erwachsen sind und Kinder haben, dich brauchen. Wenn du dich dermaßen in die einzelnen Schicksale hineinsteigerst, wirst du eines

Tages psychisch krank werden und kannst überhaupt nicht mehr arbeiten. Und das ist ja wohl das Letzte, was du möchtest.«

Ich wusste, dass sie es nicht nur gut meinte, sondern vollkommen Recht hatte. Ich durfte mir wirklich nicht alles so sehr zu Herzen nehmen. Vor allem seit dem Tod meines Mannes gab es für mich nur noch das Pflegeheim, und die Zuneigung der Alten half mir über die Leere zu Hause hinweg. So hatte ich auch nichts dagegen, an freien Tagen zusätzlich einzuspringen, wenn Not am Mann war. Trotzdem stimmte es, was Margit mir vorgehalten hatte – ich durfte nicht übertreiben.

# 5

*Und dann fällt's den Jahren auf einmal ein,*
*Nicht mehr wie sonst bequem zu sein;*
*Wollen nicht mehr schenken,*
*wollen nicht mehr borgen,*
*Sie nehmen heute, sie nehmen morgen.*
Johann Wolfgang von Goethe

Als ich nach meinen freien Tagen zum Dienst kam, war das Bett von Snoopine bereits wieder belegt. Das war ganz normal, denn unsere Anmeldeliste war lang – zu viele warteten darauf, dass ein Patient starb und einen Platz frei machte. Immerhin galten wir als eines der besten Alten- und Pflegeheime der Stadt.

Die Schwestern der Spätschicht wirkten ausgesprochen vergnügt.

Ich fragte sofort. »Warum seid ihr denn heute so aufgekratzt?«

Alle fingen zu lachen an. Auch Margit, die gerade zur Tür hereinkam, schien höchst amüsiert zu sein. Sie sagte: »Na, mit der werden wir noch was mitmachen«, und zu mir gewandt: »Du, Elfi, das ist wieder einmal ein Fall für dich. Die Neue ist vielleicht ein Original. Da wirst du zwar vielleicht ab und an eine gewischt bekommen, aber du magst ja die Frechen.«

»Da hast du recht, Margit. Die Aufmüpfigen sind wenigstens noch lebendig und lassen sich nicht alles gefallen.«

»Du tust ja gerade so, als würden wir die alten Leutchen misshandeln«, beschwerte sich Jutta.

»Ach, Quatsch, so war das nicht gemeint. Ich kann es nur nicht leiden, wenn sie so leblos in ihren Betten liegen oder in den Rollstühlen hängen und nichts mehr sagen, ja fast schon wie tot wirken. Das macht mich oft traurig und wütend. Ich mache mir dann Gedanken darüber, wie man sie zumindest noch ein wenig motivieren könnte, aber dazu fehlt uns die Zeit und vor allem das Personal. Wann wird eigentlich hier mal wieder ein Fest veranstaltet? Bei solchen Gelegenheiten kann man den einen oder anderen wenigstens ein bisschen lächeln sehen.«

»Ach ja, Elfi, das stimmt schon. Es ist schrecklich, wenn unsere Pfleglinge alles so apathisch über sich ergehen lassen. Aber was sollen wir dagegen tun? Wir haben auch nur zwei Hände und sind ohnehin total ausgelastet und kommen immer völlig erschöpft nach Hause. Aber was ein Fest angeht – ich habe da etwas läuten gehört. Zumindest hat die wilde Hilde neulich solche Andeutungen gemacht.«

»Na gut, lassen wir uns überraschen. Aber jetzt berichtet mir von der amüsanten neuen Dame. Wie heißt sie eigentlich?«

Lachend ergriff Margit das Wort: »Also, das ist Frau Heine, eine ehemalige Schneidermeisterin. Sie braucht immer eine Beschäftigung, am liebsten natürlich mit Stoffen. Wir haben ihr alte Bettwäsche zerrissen, mit der sie nun herumspielt.«

»Und was fehlt ihr, warum musste sie ins Heim?«, wollte ich wissen.

»Senile Demenz«, sagte Margit, »na ja, mit neunzig.«

»Ach Gott, wieder einmal eine«, sagte ich, denn wir hatten viele Patienten mit seniler Demenz.

Rasch gingen wir die Berichtsbücher durch, dann stattete ich der neuen Bewohnerin unserer Station meinen Antrittsbesuch ab. Ich betrat ihr Zimmer.

Eine weißhaarige, streng blickende Dame saß da und murmelte ununterbrochen vor sich hin. Als sie mich sah, rief sie energisch: »Du, bring mir mal eine Schere, ich will das Gewand da zuschneiden, und ein Metermaß kannst auch gleich mitbringen – in der Werkstatt hier, da findst ja nichts!«

»Ist recht, Frau Heine, aber zunächst möchte ich mich vorstellen. Ich bin Schwester Elfi und für sie in der Nacht zuständig. Wenn Sie irgendetwas brauchen, dann drücken Sie bitte hier auf diesen Knopf.«

Ich zeigte ihr den Hörer mit dem Knöpfchen für die Glocke. Sie nahm ihn und warf ihn unwirsch zur Seite.

»Jetzt red kein Schmarrn, bring mir lieber eine Schere und ein Metermaß, dass ich weiterarbeiten kann!«

Ich lief hinaus und hoffte Margit zu erwischen. Gott sei Dank war sie noch im Haus.

Ziemlich ratlos fragte ich: »Was soll ich denn jetzt tun? Sie will unbedingt eine Schere. Ich kann ihr doch keine Schere in die Hand geben. Weiß Gott, was die damit alles anstellt. Und wo soll ich überdies ein Metermaß herbekommen?«

»Ach du, mach dir doch keinen Kopf: sie lamentiert schon den ganzen Nachmittag wegen der Sachen. Gib ihr einfach irgendein Band, damit wird sie sich schon zufriedengeben!«

»Also, das glaube ich weniger. Wenn sie Schneidermeisterin war, dann weiß sie vermutlich selbst in ihrem verwirrten Zustand noch, wie ein Maßband aussieht.«

Margit winkte ab: »Du, mir pressiert es, ich muss nach Hause.«

Ratlos ließ sie mich zurück. Aber ich musste mir für Frau Heine irgendetwas einfallen lassen. Ich suchte also in unserer Flickschachtel nach einem Band, das ich ihr bringen konnte.

Meine Vermutung bestätigte sich. Als ich Frau Heine das vermeintliche Metermaß reichen wollte, sah sie mich an, als sei ich eine Verrückte. Sie setzte sich energisch auf und sagte empört: »Was bist denn du für eine, weißt du net, was ein Metermaß ist? Aber des weiß ich schon, die Weiber von heut, die haben von nichts mehr eine Ahnung.«

Sie hielt mir das Band unter die Nase und fragte entrüstet: »Siehst du da eine Zahl, du dummes Huhn, auf einem Metermaß sind Zahlen drauf, weißt du des net?«

Es war nichts zu wollen – die alte Schneidermeisterin ließ sich nicht täuschen.

Doch ich konnte es im Augenblick nicht ändern, denn längst hatte ich noch nicht nach allen Patienten geschaut. Wie dringend erforderlich das war, stellte ich jeden Abend erneut fest.

Heute ging ich zuerst zu Herrn Wowra, dessen Stimme bereits draußen auf dem Gang zu hören war. Als ich die Tür öffnete, stand er da mit seinem kurzen Nachthemd und rief: »Kamerad, bring mich in mein Bett; ich kann mein Bett nicht mehr finden.«

Wir alle wussten, dass es mit seiner Sehkraft von Tag zu Tag schlechter wurde. Der Augenarzt hatte uns vorgewarnt, dass Herr Wowra bald erblinden würde. Aber dass er sein Bett schon nicht mehr finden konnte, war besorgniserregend. Ich mochte den störrischen alten Mann und wollte ihn zu seinem Bett führen. Zu diesem Zweck musste ich sein Nachtkästchen etwas zur Seite schieben, weil er stur davor stand und keinen Schritt zur Seite ging.

Ich hatte es gerade ein wenig angeschoben, als er urplötzlich zu brüllen anfing und ich so erschrak, dass ich fragte: »Warum, um Gottes Willen, schreien Sie denn so laut? Ich will Ihnen doch nur helfen.«

Als er nicht aufhörte mit seinem Gebrüll, blickte ich nach unten.

Da sah ich, dass ich das Nachtkästchen auf seinen Fuß geschoben hatte. Als ich ihn befreit hatte, beruhigte Herr Wowra sich und grollte nur noch: »Kamerad, was hat da so wehgetan, bist du mir etwa auf den Fuß getreten?«

Er wirkte so komisch, dass ich einen Lachanfall bekam und erst einmal aus dem Zimmer rannte. Beim Hinausgehen hörte ich, wie er weiterschimpfte: »Du mit deinen Knobelbechern und den großen Füßen, die du hast. Pass doch auf!«

Als ich mich endlich wieder unter Kontrolle hatte und in das Zimmer zurückkehrte, stellte ich fest, dass der gute Alte inzwischen allein in sein Bett gefunden hatte – nur lag er leider verkehrt herum. Wieder musste ich lachen, und Alois, sein Nachbar, lachte schallend mit. Ich versuchte Herrn Wowra auf die richtige Seite zu drehen, aber verärgert wehrte er sich dagegen. Ich dachte an meine gebrochene Nase und ließ es bleiben. Nur das Kopfkissen schob ich ihm trotz seiner Proteste unter den Kopf, damit er einigermaßen bequem lag.

»Gute Nacht, Kamerad«, knurrte er noch, und gleich darauf hörte ich ihn schnarchen. Seinen schmerzenden Fuß hatte er offenbar bereits vergessen.

Jetzt wurde es Zeit, auch in die anderen Zimmer zu schauen.

Zu meiner Erleichterung schlief Herr Holz und weinte zur Abwechslung einmal nicht nach Vater und Mutter.

Dafür musste ich bei meinem Rundgang feststellen, dass Frau Lang nicht in ihrem Zimmer war. Wenn sie fehlte, beschlich mich gleich große Unruhe, und ich befürchtete, sie könnte wieder einmal weite Wege gemacht haben.

Dann hörte ich Frau Heine lauthals nach ihrer Schere rufen. So schnell wie möglich rannte ich in ihr Zimmer, bevor sie mit ihrem Geschrei andere Patienten aufweckte.

Ich versuchte, beruhigend auf sie einzureden, aber das war nicht möglich. Sie ließ mich gar nicht wirklich zu Wort kommen, sondern brüllte los: »Red bloß keinen Schmarrn, halt deinen Mund, und bring endlich eine Schere. Hast gehört, eine Schere brauch ich!«

Im Stationszimmer blätterte ich in ihren Unterlagen, welche Beruhigungsmittel ich ihr geben durfte. Betroffen stellte ich fest, dass sie die gesamte Dosis, die man ihr verabreichen konnte – und das war wahrhaftig nicht wenig –, bereits von den Tagesschwestern erhalten hatte. Was sollte ich jetzt noch mit ihr machen?

Es blieb mir nichts anderes übrig, als ihren Hausarzt anzurufen. Ich schilderte ihm die Situation. Beruhigend sagte er: »Sie müssen sehr viel Geduld mit Frau Heine haben. Diese Frau hat ein Leben lang schwer gearbeitet; es ist normal, dass sie mit der jetzigen Situation nicht fertig wird. Trotzdem, mehr als in den Anordnungen steht, dürfen Sie nicht geben.«

»Ja, aber was soll ich denn tun? Sie weckt mir mit ihrem Gebrüll sämtliche Patienten auf.«

»Lenken Sie sie ab! Singen Sie ein paar Kinderlieder mit ihr, das hat sie besonders gern. Vor allem aber wird sie dann müde.«

»Sie können leicht reden! Wie stellen Sie sich das vor? Mir ist eine andere Patientin abhanden gekommen, und ich muss dringend nach ihr suchen.«

»Ja, dann schicken Sie doch eine Kollegin auf die Suche!«

»Welche Kollegin? Wissen Sie nicht, dass wir nachts alleine sind?«

Offenbar wusste er es nicht. »Das ist doch wohl das Letzte – es ist unverantwortlich und unzumutbar zugleich. Da muss aber dringend Abhilfe geschaffen werden. Doch jetzt werde ich wohl nicht umhin können und bei Ihnen vorbeischauen müssen!«

Ein Stein fiel mir vom Herzen, und befreit sagte ich: »Ich danke Ihnen, Herr Doktor.« Ich war den Tränen nahe.

Frau Heine schrie inzwischen aus Leibeskräften. In einigen Zimmern wurde bereits geläutet. Kein Wunder – bei diesem Lärm musste ja jeder wach werden. Ich war ziemlich entnervt, und der Gedanke an Frau Lang, die irgendwo im Haus herumspukte, ließ mir keine Ruhe. Endlich klingelte es an der Pforte. Ich atmete auf – wenigstens war der Arzt von Frau Heine zur Stelle.

»Na, die brüllt vielleicht«, sagte er zur Begrüßung. Dann ging er in ihr Zimmer und unterhielt sich mit ihr. Sogleich fing sie an, sich bei ihm zu beschweren: »Herr Doktor, hier lässt mich keiner arbeiten, sie bringen mir keine Schere und auch kein Maßband net, wie soll ich denn des Gewand bis zur Hochzeit fertigbringen, wenn sie mir nichts geben?«

Der Arzt, der sie und ihre Mätzchen zur Genüge kannte, sprach beruhigend auf sie ein. »Das wird schon alles werden, Frau Heine. Jetzt müssen Sie zunächst einmal schlafen. Es ist nämlich schon sehr, sehr spät. Morgen sehen wir dann weiter. Ich werde Ihnen jetzt eine kleine Spritze geben und dann ihre Tochter verständigen, damit Sie Ihnen alles bringt, was Sie brauchen.«

Erstaunlicher Weise willigte sie ein, drehte sich zur Seite und gab Ruhe. War es die Spritze oder das bekannte Gesicht ihres Hausarztes, was sie so rasch beruhigte?

»Sie kennt mich schon sehr lange«, meinte der Doktor. »Morgen werde ich ihre Beruhigungsmittel ändern – das ist manchmal nötig, wenn Medikamente zu lange eingenommen werden. Das wird ihr sicher helfen.«

Ich ließ ihn hinaus und begann nach Frau Lang zu suchen.

Sie schien wie vom Erdboden verschwunden. Das beherrschte sie perfekt. Es war, als ob sie sich in Luft auflösen konnte.

Plötzlich hörte ich draußen vom Park Hilferufe. Ich achtete zunächst nicht darauf, denn oftmals machten sich Jugendliche einen Scherz daraus, herumzuschreien. Aber die Rufe hörten nicht auf. Ich schaute aus dem Fenster, und was ich sah, ließ meinen Atem stocken.

Da unten entdeckte ich Frau Lang – sie war es, die um Hilfe rief. Sie lag in einem Kellerschacht, und ich fragte mich, wie um alles in der Welt sie dorthin gekommen war. Was war geschehen? Den normalen Weg konnte sie nicht genommen haben, denn die Pforte war ab zwanzig Uhr geschlossen.

Von einer Vorahnung erfasst, ging ich zu dem Balkon, auf dem ich sie vor einigen Wochen einmal gefunden hatte, und entdeckte des Rätsels Lösung. Sie hatte die Blumenkisten fein säuberlich aufeinander gestapelt und sie dann als Treppe benützt. Anschließend war sie auf die Brüstung gestiegen und nach unten gesprungen.

Ich griff schnell eine Decke, rief aufgeregt unseren Direktor an und bat ihn, zu kommen. An meiner erregten Stimme erkannte er sofort, dass etwas Schreckliches geschehen sein musste. Ich schrie in den Hörer: »Kommen Sie rasch, Frau Lang ist vom Balkon gesprungen!«

»Lebt sie noch?«

»Ja, sie schreit laut um Hilfe.«

»Ich komme gleich mit Frau Zahn.«

Dann lief ich in den Park zu der Unglücksstelle.

Es dauerte keine Minute, bis Pfarrer Wilhelm und Frau Zahn bei mir waren. Vorsichtig ließen der Chef und ich uns in den Kellerschacht zu Frau Lang hinab, während Frau Zahn Notarzt und Sanitäter alarmierte.

Besorgt tasteten wir Frau Lang ab. Barsch wehrte sie ab und begann laut zu schimpfen: »Maria muss sauber machen, alles ist dreckig!«

Sie kroch herum und sammelte Steine auf. Frau Zahn kam mit einer Trage zurück, auf die wir Frau Lang legten. Vorsichtig hoben wir sie dann aus dem Kellerschacht nach oben. Das gelang einigermaßen problemlos.

Doch wie sollten wir selbst herauskommen? Hinunterspringen war nicht so schwer, aber nach oben klettern? Wir waren schließlich alle nicht mehr die Jüngsten!

»Kein Problem«, sagte unser Chef. Er ließ uns auf seine Hände steigen, und wir konnten uns bequem hochziehen. Aber nun stand er unten – allein und ohne Steighilfe! Frau Zahn und ich sahen uns an und fingen schlagartig zu lachen an, was ihn veranlasste, uns wegzuschicken. Aus gebührender Entfernung beobachteten wir dann, wie er sich mühsam nach oben quälte. Das sah so komisch aus, dass wir den nächsten Lachanfall bekamen.

Als er uns beide so außer Rand und Band sah, wollte er böse werden, aber dann zog er es vor, mitzulachen.

Frau Lang, die auf der Trage liegend munter weiterschimpfte, rief uns jetzt in die Wirklichkeit zurück. Sie hielt unseren Pfarrer für einen Arzt und rief ihn daher zu sich.

»Herr Doktor, mir tut's hier weh«, sagte sie und machte ihre Hüfte frei, um sie dem vermeintlichen Doktor zu zeigen. Frau Zahn und ich konnten erneut nicht an uns halten, als wir das verdatterte Gesicht unseres Chefs sahen.

Gott sei Dank kündigte jetzt das Martinshorn das Herannahen des Krankenwagens an.

Pfarrer Wilhelm meinte, als er uns trotz der ernsten Situation noch immer lachen sah, halb im Ernst, halb im Spaß: »Jetzt hört einmal mit eurem Gelächter auf! Was sollen denn die Sanitäter von euch denken? Oder seid ihr schon so verroht?«

Er trat zu den Rettungskräften und sagte entschuldigend: »Die beiden haben scheinbar einen Schock erlitten, der Schreck war wohl zu viel für sie.«

Erst als die Sanitäter Frau Lang auf die Trage aus dem Krankenwagen gelegt und sie zum Abtransport fertig gemacht hatten, wurde ich ernst.

Ich fragte: »Meinen Sie, dass sie sich schwer verletzt hat?«

»So ernst können die Verletzungen nicht sein, sonst würde sie nicht immer noch ans Putzen denken«, lachte einer der Helfer.

Später stellte sich heraus, dass Frau Lang sich einen Hüftknochen und eine Rippe gebrochen hatte – nichts Lebensgefährliches also.

Aber zu uns kam sie nicht mehr zurück, denn auch im Krankenhaus ging sie auf Wanderschaft, und die Schwestern hatten ihre liebe Not mit ihr. Bei einem ihrer nächtlichen Rundgänge stürzte sie dann unglücklich und zog sich einen Oberschenkelhalsbruch zu. Wie die meisten alten Leute kam sie danach nicht wieder auf die Beine und blieb bettlägerig, was schließlich zu ihrem Tod führte.

# 6

*Mein Leben ist gewebt aus lauter Gnaden,*
*als wie ein Rosenkranz, an dessen Faden*
*still abgebetet Perl um Perle sinkt.*
FRIEDRICH RÜCKERT

Im Pflegeheim wurde ich schon sehnsüchtig von den Schwestern der Spätschicht erwartet. Die Nacht verlief ruhig. Frau Heine hatte von ihrem Hausarzt neue Beruhigungsmittel verschrieben bekommen, auf die sie gut ansprach. Wenn sie genügend Stoffreste zur Verfügung hatte, war sie zufrieden.

Als ich am Morgen mit dem Wickeln der Patienten begann, fiel mir auf, dass Frau Ziegler wieder recht unruhig war. Sie machte große Schwierigkeiten und wollte sich das Wechseln der Windeln nicht gefallen lassen. Immer wieder versuchte sie, mich zu schlagen. Aus Erfahrung wussten wir alle, dass man bisweilen bei ihr Erfolg hatte, wenn man mit ihr den Rosenkranz betete. Doch heute funktionierte das nicht – sie ließ sich durch nichts beruhigen. Immer wieder wollte sie mich unter dem Arm zwicken. Sie hatte darin mittlerweile so viel Geschick entwickelt, dass es ihr mit hundertprozentiger Sicherheit gelang, die weichen Partien zu erwischen, wo es besonders weh tat. Wenn man dann aufschrie, lachte sie wie ein Kobold.

Trotzdem mochte ich die kleine, freche Frau. Besonders am Morgen, wenn ich bei ihr mit Waschen dran war, hatten wir viel Spaß miteinander – vor allem, weil ich mir ihr Zwicken meist gefallen ließ.

Als ich endlich alle Kandidaten gewickelt hatte und mit dem Waschen der zehn Patienten, die ich versorgen musste, fertig war, kamen bereits die Tagesschwestern zum Dienst.

Heute musste Anna Frau Ziegler waschen, und darum erzählte ich ihr gleich, dass es wieder einmal größere Probleme mit ihr gab. »Sei bloß vorsichtig, Anna! Die hat heute wieder Lust zum Zwicken und betet fortwährend den schmerzhaften Rosenkranz.«

»Auweia, den betet sie immer, wenn sie zwickt. Besonders gemein finde ich es von ihr, dass sie sich auch noch diebisch freut, wenn sie einem so richtig wehtun kann. Das wäre ja ein Glück für mich gewesen, wenn du auch gleich das Waschen übernommen hättest!«

»Ging aber nicht, denn ich musste heute ohnehin zwei andere mitwaschen, wenigstens stand es so im Berichtsbuch.«

»Na toll, das kann ja heiter werden, wo wir heute nur zu zweit sind«, jammerte Anna.

»Du wirst das schon schaffen«, tröstete ich sie.

Nach diesem Gespräch wollte ich in den Keller, wo unsere Schränke standen, um mich für die Heimfahrt umzuziehen. Plötzlich hörte ich laute Hilferufe. Das ging mich nichts mehr an, dachte ich mir zunächst, aber so einfach schob keine von uns das auf die Seite.

Noch in Schwesternkleidung rannte ich auf die Station zurück. Aus Frau Zieglers Zimmer drang Geschrei. Sicher hatte sie wieder einen ihrer gefürchteten Wutanfälle, doch als ich die Tür öffnete, blieb ich wie angewurzelt stehen. Frau Ziegler hatte Anna voll im Griff. Mit beiden Händen krallte sie sich in Annas schwarzer Mähne fest und riss und zog an den Haaren herum. Anna schrie jetzt aus Leibeskräften: »Bitte, Elfi, befreie mich von diesem Teufel!«

Ich stand immer noch tatenlos da, und der Gedanke schoss mir durch den Kopf: »Warum habe ich jetzt keinen Fotoapparat dabei, das gäbe eine Superaufnahme.«

»Elfi«, schrie Anna jetzt aus Leibeskräften, »so hilf mir doch endlich, die reißt mir sonst noch alle Haare aus!«

Jetzt endlich setzte ich mich in Bewegung und befreite Anna aus ihrer misslichen Lage.

Obwohl ich ihre Hände unsanft gelöst hatte, quietschte die kleine Wilde vor Freude.

Vorwurfsvoll sah Anna mich an und fragte: »Warum hast du denn bloß so lange gewartet?«

Obwohl es unpassend war, sagte ich ihr die Wahrheit:« Ach, weißt du, ich hatte mir gerade vorgestellt, was das für eine Aufnahme geworden wäre – du fest im Griff von Frau Ziegler.«

»Ich glaube, du spinnst wirklich – du, das hat wehgetan!«

»Ach komm, Anna, sieh es einmal so: Die arme Frau Ziegler hat nicht mehr viel im Leben, was ihr

Spaß macht. Und außerdem hast du ja Haare genug!«

Ich zog das Ganze ins Komische.

»Na warte, wenn du einmal in solch einer Situation bist und nach mir rufst, dann bleibe ich auch minutenlang stehen, bis ich dir helfe.«

Inzwischen betete Frau Ziegler ihren Rosenkranz. Diesmal war es der freudenreiche, was Anna sehr erboste. »Schau sie dir an, die will fromm sein! Erst tut sie einem höllisch weh, und dann betet sie auch noch den freudenreichen Rosenkranz.«

Natürlich machte die Geschichte von Frau Zieglers Attacke auf Anna die Runde, und als ich am Abend meinen Dienst antrat, wussten alle Bescheid.

Fritz tadelte mich scherzhaft. »Ja, ja, von dir haben wir wohl keine Hilfe zu erwarten. Hauptsache, die Alten haben ihre Freude!«

»Scherz beiseite«, antwortete ich. »Die liegen doch meist nur im Bett und starren Tag für Tag eine weiße Wand an – da sollte man ihnen vielleicht wirklich ein wenig Freude gönnen, selbst wenn es auf unsere Kosten geht.«

»Na ja, ganz Unrecht hast du nicht«, räumte der lange Fritz ein.

Damit war die Diskussion beendet. Wir hatten schließlich Wichtigeres zu tun.

»Erzählt mir lieber, was es Neues auf den Stationen gibt.«

»Ja, da kommt gleich ein bisschen Schadenfreude auf«, sagte Fritz und stöhnte dabei. »Heute Nacht wirst du es nicht leicht haben, denn wir haben in so gut wie allen Zimmern Durchfall. Ich habe bereits vier Betten neu beziehen müssen, und Rita erzählte mir, dass es auf ihrer Station nicht anders aussieht.«

»Großartig«, meinte ich sarkastisch. »Was hat es denn heute zu essen gegeben?«

»Schau auf den Speiseplan, dann weißt du es«, sagte Rita, die gerade das Stationszimmer betreten hatte. Sie wirkte total erschöpft.

»Frau Schütz, Frau Herrmann und Frau Pohl sitzen noch auf den Bettschüsseln, da wirst du deine wahre Freude haben.«

»Ich werde es überleben – hoffe ich.«

Rasch erledigten wir die Dienstübergabe, damit ich so schnell wie möglich mit meinem ersten Rundgang beginnen konnte.

Ein unangenehmer Geruch lag über dem gesamten Pflegeheim. Ich öffnete zunächst einmal alle Fenster und Türen. Danach befreite ich die drei Patientinnen, die noch auf ihren Bettschüsseln saßen. Ganz offensichtlich litten sie an Durchfall, denn Frau Schütz klagte: »Schwester Elfi, ich weiß nicht, ob das schon alles war. Sicher werde ich Sie heute Nacht noch öfter belästigen müssen.«

»Macht nichts, Frau Schütz, nur läuten Sie möglichst rechtzeitig, damit es nicht ins Bett geht.«

Während der Nacht hatte ich noch zwölf Durchfälle, aber nicht in die Bettschüsseln, sondern in die Windeln oder ins Bett.

Total erschöpft begann ich am Morgen mit dem Waschen.

Als ich gerade nach Hause gehen wollte, hörte ich Alois schreien. Sein sonst meist friedliches »Na, na« klang angstvoll an mein Ohr. Ich rannte zu seinem Zimmer und öffnete die Tür.

Was ich sah, verschlug mir die Sprache.

Alois saß aufrecht in seinem Bett und schrie wie ein Besessener. Der inzwischen erblindete Herr Wowra tastete mit kotbeschmierten Händen im Zimmer herum. Logischerweise orientierte er sich jetzt, wo er nichts mehr sah, an Geräuschen, und Alois machte wirklich Lärm genug.

Inzwischen hatte Herr Wowra das Bett erreicht und tappte mit seinen verschmierten Händen darauf herum. Alois hatte seine Bettdecke schützend bis zum Hals hochgezogen und schrie lauthals weiter – dabei blickte er mich flehend an.

Auf der weißen Bettdecke sah man deutlich die Abdrücke von Herrn Wowras Händen, die sich gefährlich Alois' Gesicht näherten. Ich ignorierte dessen flehenden Blick, starrte wie gebannt auf das Geschehen im Zimmer und überlegte dabei, ob Herr Wowra es schaffen würde, das Gesicht zu erreichen.

Da brachte mich die Stimme des langen Fritz in die Wirklichkeit zurück: »Ja, bist du jetzt übergeschnappt, willst du denn dem Alois nicht endlich helfen?«

»Ja, ja, natürlich«, sagte ich völlig verdattert.

Zerknirscht führte ich Herrn Wowra ins Bad, denn mit Waschen allein war nichts mehr zu machen. Der musste gebadet werden.

Fritz kam, um mir zu helfen. »Was um alles in der Welt hast denn du gehabt, war die Nacht so anstrengend?«

»Ach, nur zwölfmal Durchfall ins Bett, aber sonst ging es«, sagte ich.

Mitleidig sah Fritz mich an und sagte: »Jetzt geh nach Hause und schlaf dich aus!«

Wie eine Schlafwandlerin machte ich mich auf den Weg. Tränen waren mir in die Augen geschossen. Mir war klar geworden, dass ich viel schneller hätte eingreifen müssen.

Ich machte mir Gedanken, ob ich ganz einfach urlaubsreif oder vielleicht dem Stress generell nicht mehr gewachsen war.

Auf der Heimfahrt freute ich mich auf meine ruhige Wohnung und darauf, dass für die nächsten paar Stunden niemand etwas von mir fordern würde.

Bis zum Nachmittag schlief ich fest, als das Telefon mich weckte.

Unser Heimleiter, Herr Seetaler, rief an: »Schwester Elfi, bei uns brennt es mal wieder, eine der Spätschwestern ist plötzlich erkrankt, ich habe keinen Ersatz für sie, könnten Sie vielleicht schon am Nachmittag zum Dienst kommen?«

Inzwischen war es fast zur Gewohnheit geworden, dass man mich bereits am Tag holte, denn die Personaldecke auf den Stationen war so knapp, dass ein einziger Krankheitsfall uns schon in Bedrängnis brachte. Es machte mir inzwischen nichts mehr aus, und so sagte ich: »Es ist gut, Herr Seetaler, ich komme in einer Stunde.«

Ich kam genau in den Nachmittagstrubel hinein und konnte miterleben, wie unsere Stationsschwester mit den Kolleginnen umsprang. Mir war schon einiges zu Ohren gekommen, doch jetzt wurde ich selbst Zeuge, wie sie mit den überforderten Schwestern umsprang. Mir gegenüber hatte sie noch nie einen dermaßen rüden Ton angeschlagen.

Ich konnte meinen Mund nicht halten.

»Aber Schwester Hilde, warum sind Sie denn so aggressiv. Sie sehen doch, dass die Schwestern völlig fertig sind. Da ändert auch Schimpfen nichts. Was bringt das also?«, versuchte ich zu vermitteln.

»Ja, sehen Sie doch selber, die Übergabe hat bereits vor einer Stunde stattgefunden, und die Leute sind noch nicht zum Kaffee aufgesetzt, weil die faulen Dinger nicht einmal mit dem Wickeln der Patienten fertig sind!«

»Vielleicht haben ja mehrere Patienten noch immer Durchfall, das hält sehr auf – das weiß ich noch zu gut von der letzten Nacht.«

»Ach was, faul und frech sind sie alle, das werde ich nicht durchgehen lassen!«

»Das ist unfair, Schwester Hilde«, antwortete ich. »Unser Beruf ist schwer genug, und normalerweise könnten wir alle ein bisschen Aufmunterung gebrauchen, um den Anforderungen hier gerecht zu werden. Was niemandem hilft, ist schlechtgemacht zu werden. Gerade Sie als Stationsschwester sollten das wissen.«

»Ich weiß sehr wohl, wie ich mit Personal, das nicht gut arbeitet, umgehen muss!«

»Also, wenn ich Sie so reden höre, habe ich eher den Eindruck, dass Sie überhaupt keine Ahnung von Personalführung haben. Sie nehmen ja allen Schwestern die Lust an der Arbeit. Sie müssten allen ein Vorbild sein, auch was Freundlichkeit und Umgangsformen angeht. Aber so, wie Sie das betreiben, wird es nie funktionieren!«

»Ich werde mich über Sie bei unserem Chef beschweren«, fuhr sie mich an.

»Tun Sie das, Schwester Hilde«, sagte ich betont ruhig.

Ich ließ sie stehen und ging meiner Arbeit nach. Die Kolleginnen hatten meine Auseinandersetzung mit Schwester Hilde mitbekommen und rannten wie die aufgescheuchten Hühner herum. Sie rissen sich schier die Beine aus, um mir zu helfen. Keine machte jedoch auch nur die geringste Bemerkung über die Angelegenheit.

Schwester Hilde, die das beobachtete, zögerte nicht, das als ihr alleiniges Verdienst zu werten und als Bestätigung ihrer Methoden. »Da können Sie einmal sehen, Elfi, was das ausmacht, wenn man die jungen Dinger mal richtig zusammenstaucht«, kommentierte sie voller Genugtuung.

Das brachte das Fass zum Überlaufen, zumindest für die sonst eher schweigsame, kleine Inge. Sie stellte sich entrüstet vor die Stationsschwester und rief: »Glauben Sie ja nicht, dass wir das wegen Ihrer Drohungen tun. Wir tun das nur für die Patienten und für Elfi, denn die hat immerhin anschließend noch Nachtdienst. Nur deshalb legen wir uns so ins Zeug.«

Schwester Hilde wurde hochrot vor Zorn und baute sich drohend vor Inge auf: »Dafür werden Sie eine Abmahnung bekommen. Dafür werde ich sorgen, Sie unverschämtes Ding!«

Inge schwieg und sah mich ängstlich an. Seit Schwester Hilde für die Station verantwortlich war, hatten schon oft Schwestern eine Abmahnung bekommen.

Bedenklich war, dass sie ihre Mitteilungen an die Verwaltung enorm übertrieb und ihren Zwecken entsprechend formulierte. Aus diesem Grund ließ mir die Auseinandersetzung keine Ruhe.

Erst als alle gegangen waren und ich meinen ersten Rundgang hinter mir hatte, beschloss ich, unseren Direktor zu informieren. Ich wollte vermeiden, dass die tüchtige und fleißige Inge eine Abmahnung erhielt. Irgendwie hatte ich das Gefühl, sie schützen zu müssen. Nur darum entschloss ich mich zu diesem Schritt.

Als ich Pfarrer Wilhelm von dem Vorfall berichtete, bemühte ich mich um weitestgehende Genauigkeit und Worttreue.

Der Chef hörte sich die ganze Sache an, ohne dazu Stellung zu nehmen. Er sagte nur: »Danke, Schwester Elfi, ich werde mich darum kümmern!«

Am Abend berichtete mir dann unsere Pförtnerin, was geschehen war.

Pfarrer Wilhelm und Herr Seetaler hatten gemeinsam ein Gespräch mit Schwester Hilde geführt. Offensichtlich hatte es in der letzten Zeit bereits Beschwerden von Angehörigen unserer Heimbewohner über den rüden Ton der Stationsschwester gegeben, und man war übereingekommen, ihr Arbeitsverhältnis zu lösen. Schließlich war es die Devise in unserem Heim, dass wir mit den Bewohnern, für die hier die letzte Station auf ihrem Lebensweg gekommen war, immer liebevoll und höflich umgehen sollten. Das erwarteten die Familien von uns, und dem musste Rechnung getragen werden.

Die wilde Hilde jedoch gab sich noch nicht geschlagen, sondern suchte bei jeder Schwester Unterstützung. Doch jetzt erhielt sie die Quittung für ihr Verhalten, denn niemand war bereit, sich für sie einzusetzen.

Ungeduldig wartete Inge am Abend noch im Stationszimmer auf mich und fragte sogleich: »Weißt du, was da passiert ist, Elfi? Die wilde Hilde musste gehen, hast du damit etwas zu tun?«

»Nein, Inge, so weit reicht mein Einfluss wirklich nicht, aber es war doch abzusehen, dass es irgendwann so kommen würde!«

»Meinst du, ich erhalte trotzdem eine Abmahnung?«

»Auch das weiß ich nicht, Inge. Aber im Grunde genommen wüsste ich gar nicht, wofür. Du hast dir schließlich nichts zuschulden kommen lassen. Und so wie ich unseren Chef in den vielen Jahren kennengelernt habe, ist er zwar streng, aber gerecht.«

»Weißt du, ich bin außerdem ganz schön neugierig, wie das jetzt weitergehen soll mit der Stationsleitung«, meinte Inge.

»Da mache ich mir eigentlich keine Sorgen. Wir wissen doch alle, was zu tun ist, und der Chef wird sicher eine Lösung finden.«

In der nächsten Zeit gaben alle ihr Bestes.

Besonders der lange Fritz legte sich ins Zeug und

arbeitete mehr als alle anderen. Das konnte auch unserem Heimleiter nicht verborgen bleiben, und so wunderte sich niemand, als eines Tages Fritz die Stationsleitung übertragen wurde.

Jetzt begann eine schöne Zeit.

Auf den Stationen wurde viel gelacht und gescherzt, und von dieser guten Stimmung profitierten auch die Heimbewohner. Fast spielerisch erledigten alle ihre Arbeit. Der lange Fritz tadelte fast nie, gab stattdessen mit seiner unermüdlichen Arbeit den anderen ein Vorbild. Zudem war er nie missgelaunt und sorgte dadurch für eine harmonische Atmosphäre.

Bald erkannten wir alle, was das Geheimnis guter Personalführung war.

# 7

*Wende dich, du kleiner Stern,*
*Ende, wo ich lebe,*
*dass mein Aug', der Sonne fern,*
*Sternenwärts sich hebe!*

Gottfried Keller

Es wurde Sommer, und wir bereiteten ein Sommerfest vor, das auf dem großen Platz hinter den Heimen stattfinden sollte.

Jeder, der frei hatte, packte mit an. Bänke und Tische mussten nach draußen geschleppt werden; ein großer Grill wurde installiert, und Musik gab es auch, wenngleich nur mittels einer Stereoanlage. Jetzt musste nur noch das Wetter mitspielen.

Um dreizehn Uhr begannen wir, die Heimbewohner anzuziehen und mit den Rollstühlen zu dem Festplatz zu fahren. Alle waren aufgeregt und gleichzeitig besorgt, denn der Himmel verhieß nichts Gutes. Unser Hausmeister Edi, der sich um die Musik kümmerte, legte die schönsten Oldies auf.

Wir taten alles, um unseren Senioren einen unvergesslichen Tag zu bereiten. Diejenigen, die noch einigermaßen gehfähig waren, wurden von uns Schwestern zum Tanz aufgefordert. Der lange Fritz drehte mit den Rollstuhlfahrern seine Runden auf der Tanzfläche. Alle fanden, dass es ein gelungenes Fest war.

Mir machte nur Frau Nowak Sorgen. Auf ihrem Gesicht zeigte sich nicht einmal der Anflug eines Lächelns. Ich setzte mich zu ihr, um sie ein wenig aufzumuntern.

Das löste ihre Erstarrung, und sie begann zu erzählen: »Ach, ich habe auch so gern getanzt, als ich noch jung war. Auf allen Bällen habe ich nicht einen Tanz ausgelassen, immer wurde ich aufgefordert … Jetzt kann ich nicht einmal mehr gescheit gehen!« Tränen standen in ihren Augen.

Wir wussten, dass Frau Nowak depressiv war. Ich war schon dankbar, dass sie wenigstens etwas aus sich herausging und mir von ihrer Jugend berichtete. Ich wagte nicht wegzugehen, denn ich hoffte, dass sie noch mehr erzählen würde. Aber plötzlich hüllte sie sich wieder in Schweigen und setzte ihre undurchdringliche Miene auf.

Ich tat, als bemerkte ich es nicht, und redete weiter: »Ach, Frau Nowak, glauben Sie mir – alles was Sie jetzt gerade durchmachen, das kommt irgendwann auf jeden zu. Aber es gibt doch immer wieder andere Freuden im Leben. Schauen Sie nur, wie sich die Damen da vergnügen! Und die, die nicht mehr tanzen können, singen einfach die alten Lieder mit. Haben Sie denn keine Lust, ein wenig zu schunkeln?«

»Nein, mir wird davon nur schwindelig«, sagte sie abweisend.

Sie wollte mich ganz einfach loswerden. Schließlich ließ ich sie in Ruhe und wandte mich wieder den Damen zu, die schon darauf warteten, zum Tanz geholt zu werden. Doch langsam wurde ich müde und beschloss, mich vor dem Nachtdienst noch ein wenig auszuruhen.

Um noch nach Hause zu fahren, dazu war es zu spät, und so legte ich mich im Stationszimmer in einen Sessel und entspannte mich ein wenig.

Aber nicht lange danach wurden unsere Patienten in ihre Zimmer zurückgebracht, und ich half, sie auszuziehen und zu Bett zu bringen.

Wir machten gerade die Dienstübergabe, als Schwester Anna vom Altenheim herübergerannt kam: »Stellt euch vor, Frau Nowak ist verschwunden!«, rief sie aufgeregt.

»Weit kann sie nicht gekommen sein«, mischte sich Fritz ein, »mit dem Laufen geht es bei ihr ja nicht mehr gerade gut. Die muss noch im Haus sein.«

Alle begannen zu suchen, aber wir konnten sie nicht finden. Schließlich benachrichtigte Herr Seetaler die Polizei, die sich das Heim noch einmal vornahm. Es gab keine Ecke, die nicht durchsucht worden wäre.

Nachdem auch das ergebnislos blieb, brachen wir schließlich gegen zweiundzwanzig Uhr die Suche ab.

Herr Seetaler kam zu mir: »Bitte, Schwester Elfi, halten sie auch nachts, trotz ihrer vielen Arbeit, die Augen offen. Sie kann sich schließlich nicht in Nichts aufgelöst haben. Irgendwo muss sie sein!«

Mir war das Ganze ausgesprochen unheimlich: Alle gingen nach Hause, und von Frau Nowak gab es nach wie vor keine Spur. Ich sagte das auch dem Heimleiter.

»Ja, ich verstehe Sie«, antwortete er, »aber ich muss die anderen Schwestern jetzt heimgehen lassen, sonst sind sie morgen früh nicht fit.«

»Ist schon in Ordnung », fügte ich mich.

An diesem Tag machte ich meinen ersten Rundgang besonders gründlich. Irgendwo musste Frau Nowak schließlich sein, doch sie schien wie vom Erdboden verschluckt. Es war meine Aufgabe, bei meinen Kontrollgängen in jedes Bad und in jede Toilette zu sehen. Im Parterre hing bereits seit Tagen ein Zettel an der Toilette »Bitte nicht benützen – defekt!« Sie sollte eigentlich auch abgesperrt sein, und deshalb war sie von den Kontrollen ausgenommen.

Die Nacht wurde sehr unruhig. Die alten Leutchen konnten fast alle nicht einschlafen. Sie waren von dem Sommerfest noch zu aufgedreht oder auch von der kleinen Menge Alkohol. Da gab es einige Betten neu zu beziehen.

Herr Holz machte mir besonders viel Freude, denn er weinte nicht, sondern war richtig aufgekratzt. Er fragte: »Hast du gesehn, wie ich Schuhplatteln kann, des hab ich schon als kleiner Bub können, mein Papa hat mir's beigebracht.«

Ich erinnerte mich, ihn am Nachmittag herumhüpfen gesehen zu haben und sagte: »Ja, das war ganz toll, Herr Holz, das müssen Sie mir einmal zeigen!«

»Ha, du, des ist net so einfach, ich glaub net, dass du des können wirst, aber geh her, ich zeig dir's noch einmal!«

Unbeholfen sprang er in seinem langen Nachthemd herum, und ich konnte nicht anders – ich musste lachen. Es war nicht nett, und Herr Holz war auch tief beleidigt. Er schrie mich an: »Du, du bist doch nur blöd, du wirst des nie lernen. Saudumm lachen, des ist alles, was du kannst. Ich geh jetzt in mein Bett, und du darfst dich schleichen!«

So empört hatte ich ihn noch nie erlebt, und ich schämte mich für mein unbeherrschtes Lachen.

Trotz der turbulenten Nacht ging mir Frau Nowaks Verschwinden nicht aus dem Kopf, und immer wieder suchte ich nach ihr.

Gegen drei Uhr morgens läutete es im Altenheim. Eine Bewohnerin wollte von mir auf die Toilette geführt werden, weil ihr schwindelig war und sie sich nicht allein zu gehen traute.

Von einer inneren Unruhe getrieben, ging ich anschließend zu der defekten Toilette. Die Tür war nicht abgesperrt, und ich öffnete sie. Mir wurde schwarz vor den Augen, und ich fühlte mich einer Ohnmacht nahe.

Da hing Frau Nowak. Sie hatte aus mehreren Strumpfhosen einen festen Strick zusammengedreht und sich daran aufgehängt. Der Anblick war so grauenhaft, dass ich mich zunächst einmal setzen musste.

Mechanisch machte ich mich dann auf und rief den Heimleiter an.

»Was ist geschehen?«, fragte er gleich.

»Ich habe Frau Nowak gefunden. Sie hat sich in der defekten Toilette mit einer Strumpfhose aufgehängt.«

»Wie, an einer Strumpfhose, das geht doch nicht!«

»Und wie das geht ...«, schrie ich jetzt ins Telefon. »Kommen Sie sofort, sonst drehe ich durch!«

Besorgt sagte er: »Gehen Sie jetzt ins Pflegeheim zurück, und warten Sie dort auf mich.

Als er kam, schickte er mich nach Hause. »Erholen Sie sich erst einmal von dem Schock. Um alles andere werde ich mich kümmern!«

»Ja, aber die Dienstübergabe«, stotterte ich.

»Gehen Sie nur, das mache ich schon!«

»Danke, Herr Seetaler!« Mechanisch zog ich meine Dienstkleidung aus, setzte mich ins Auto und fuhr nach Hause.

An Schlafen war nicht zu denken. Schreckliche Bilder quälten mich. Wieso hatte niemand, auch die Polizei nicht, die defekte Toilette kontrolliert? Wie konnten wir so arglos sein, uns auf ein Verbotsschild zu verlassen? Und wie war es ihr bloß gelungen, aus Strumpfhosen einen so festen Strick zu drehen?

Sie musste die Geschichte von langer Hand vorbereitet haben, und ich hatte keinen Verdacht geschöpft, als sie am Vortag auf dem Sommerfest so teilnahmslos gewesen war und ihr freudloses Leben beklagt hatte. Ich kam mir total oberflächlich vor. Wie verzweifelt musste sie gewesen sein!

Wieder einmal dachte ich, dass wir viel mehr Personal bräuchten, um unsere Senioren auch psychisch betreuen zu können. Es war so offensichtlich, dass sie im Heim litten. Oft genug hatte ich gesehen, wie sich einige am Abend in den Schlaf weinten.

An diesem Tag hatte ich das Gefühl, meine Arbeit nicht mehr bewältigen zu können.

Unerholt betrat ich am Abend das Pflegeheim. Der lange Fritz empfing mich mit tröstenden Worten: »Mach dir bloß keine Vorwürfe, die Frau Nowak hat das schon lange geplant, wir hätten sie nie davon abhalten können. Außerdem war das nicht ihr erster Suizidversuch!«

Ich konnte und wollte ihm darauf keine Antwort geben, fragte nur: »Und was gibt es heute Neues auf den Stationen, muss ich wieder mit einer Katastrophe rechnen?«

Fritz seufzte: »Du, davor ist man in diesem Haus nie sicher!«

»Da hast du wohl Recht«, entgegnete ich.

Die Dienstübergabe verlief sachlich und emotionslos. Neu war nur, dass unsere ehemalige Messnerin, die bis zuletzt unsere Kapelle und die Sakristei versorgt hatte, vom Altenheim in das Pflegeheim verlegt worden war. Sie hatte begonnen, in der Nacht öfter Kerzen anzuzünden, und man musste befürchten, dass sie dadurch einen Brand verursachen könnte. Feuer im Heim – davor hatten wir alle panische Angst.

Nachdem alle Kollegen und Kolleginnen das Haus verlassen hatten und ich sämtliche Ausgänge verschlossen hatte, machte ich mich zuerst auf, um nach unserem Neuzugang zu sehen und sie ein wenig zu unterhalten. Bereits nach den ersten Antworten, die sie mir gab, bemerkte ich, dass sie total verwirrt war. Sie schwelgte gerade in merkwürdigen sexuellen Phantasien – ein Phänomen, das bei senilen Patientinnen des Öfteren vorkommt.

»Das haben Sie sicher nur geträumt, Frau Scheuer«, versuchte ich sie zu beruhigen.

Sie setzte sich auf. »Na, dann werde ich Ihnen wohl in allen Einzelheiten erzählen müssen, wie das war. Dann werden Sie mir glauben müssen«, ereiferte sie sich.

Mir war klar, dass sie die Verlegung ins Pflegeheim noch nicht verkraftet hatte, und ging zurück zum Stationszimmer, um in ihren Unterlagen nachzusehen, welche Medikamente ich ihr zur Beruhigung geben durfte.

Als ich ihr Zimmer wieder betrat, war sie gerade dabei, ihr Nachtkästchen durchzusuchen.

»Was brauchen Sie denn Frau Scheuer, kann ich Ihnen behilflich sein?«

»Meine Kerzen, ich suche meine Kerzen. Irgendwer hat sie mir gestohlen. Dieses Haus enttäuscht mich immer mehr. Nie hätte ich geglaubt, dass in so einem christlichen Haus gestohlen wird!« Vor lauter Aufregung hatte sie rote Flecken im Gesicht.

Beruhigend sprach ich auf sie ein: »Bitte, Frau Scheuer, nehmen Sie jetzt die Tropfen, damit Sie schlafen können!«

»Was ist das, wollt ihr mich jetzt auch noch vergiften?«, schimpfte sie.

»Aber nein, Frau Scheuer, Sie können mir schon vertrauen. Ich will doch nur, dass Sie sich ein wenig beruhigen!«

Ich setzte mich zu ihr und streichelte sie. Dann versuchte ich, ihr das Schälchen mit den Tropfen zum Mund zu führen, doch sie riss es mir aus der Hand und schüttete die Tropfen aus.

»Gehen Sie, ich will Sie nicht mehr sehen, und beruhigen will ich mich auch nicht. Ihr seid alle gleich!«

Ich ging hinaus, blieb aber an der Tür stehen. Sie tobte und schimpfte weiter. Mir blieb nichts anderes übrig, als ihren Hausarzt zu verständigen.

»Das habe ich mir doch gleich gedacht, dass das alles nicht so einfach mit Frau Scheuer werden wird. Ich werde gleich mal vorbeisehen«, versprach er.

Kaum hatte er das Zimmer seiner Patientin betreten, erzählte sie auch ihm die ganze Geschichte von den angeblichen sexuellen Belästigungen. Er widersprach nicht, gab ihr nur eine Beruhigungsspritze und blieb bei ihr, bis sie sich ein wenig beruhigt hatte.

Danach kam er zu mir in das Stationszimmer und meinte: »Da wird noch einiges auf euch zukommen. Mit ihren Wahnvorstellungen werdet ihr sicher Probleme bekommen. Hoffentlich können wir sie überhaupt hier im Pflegeheim lassen. Ich vermute eher, dass wir sie irgendwann in die Psychiatrie verlegen müssen!«

Ich wollte das nicht akzeptieren. »Wissen Sie eigentlich, Herr Doktor, was diese Frau für unser Haus getan hat? Keine Arbeit war ihr zu viel. Zu jeder Feierlichkeit hat sie unsere Kapelle mit viel Liebe und Ausdauer geschmückt. Unseren Herrn Direktor hat sie verehrt wie einen Heiligen und ihm jede Arbeit, sofern es in ihrer Macht lag, abgenommen.«

Traurig erwiderte der Arzt: »Ach, Schwester, das alles zählt nicht mehr, wenn der Verstand versagt. Das kann uns alle treffen. Glauben Sie mir, was ich da oft sehen muss, lässt mich nächtelang nicht zur Ruhe kommen.«

Wie oft hatten mir die Ärzte, die zu uns ins Haus kamen, bereits von ähnlichen Fällen erzählt, aber es schockierte mich immer wieder aufs Neue, wenn ich den Verfall der oftmals hochintelligenten Menschen mit ansehen musste.

In dieser Nacht ging ich besonders oft zu Frau Scheuer, aber die Beruhigungsspritze hatte ihre Wirkung getan. Sie schlief durch bis zum Morgen.

Als ich sie jedoch wickeln wollte, wehrte sie sich heftig und schrie: »Sie sind auch nicht besser als die anderen! Ich werde Sie anzeigen. Das ist sexuelle Belästigung, was Sie da mit mir tun!«

Ich war ratlos. Ich konnte sie doch nicht bis zum Eintreffen der Tagesschicht so liegen lassen. Aber ich schaffte es nicht allein, und so wandte ich mich zunächst einmal den anderen Patienten zu,

Das war keine gute Idee, denn als ich nach einer Stunde erneut in ihr Zimmer sah, erschrak ich. Sie hatte ihre Windeln selber heruntergerissen. Aber nicht nur die Windeln, sondern auch der Inhalt war im ganzen Zimmer verteilt.

Plötzlich steckte der lange Fritz den Kopf zur Tür herein: »Ach, du lieber Gott, wie hat sie denn das geschafft? Da werden wir noch einiges mitmachen!«

»Davon kannst du ausgehen«, lachte ich. »Aber das ist doch nichts Neues für uns, das sind wir doch bereits gewohnt, oder nicht?«

Fritz zog ein süßsaures Gesicht und begann mir wortlos zu helfen. Mit vereinten Kräften und unter dem lauten Gezeter Frau Scheuers brachten wir den Raum und sie selbst wieder halbwegs sauber.

Bei der Dienstübergabe fühlte ich mich niedergeschlagen, und meine Kollegin Jutta fragte: »Sag einmal, Elfi, hast du Sorgen, du kommst mir heute so fertig vor. War die Nacht so anstrengend?«

»Ach, die Nacht war eigentlich nicht anders als all die anderen Nächte. Mir macht nur der Verfall von Menschen, die man als klug und vernünftig kannte, gewaltig zu schaffen.«

Fritz sah mich eigenartig an: »Daran wirst du dich langsam gewöhnen müssen, lange genug arbeitest du ja inzwischen in diesem Haus. Irgendwann taucht hier vielleicht eine ehemalige Kollegin als Patientin auf, die du dann pflegen musst – so schwer es dir auch fallen mag!«

Seine Worte hatten sehr eindringlich geklungen.

Wenn ich nicht so fertig gewesen wäre, hätte ich gemerkt, dass er mich auf etwas vorbereiten wollte. Aber ich registrierte es nicht und fuhr resigniert nach Hause.

Wieder einmal fand ich keinen Schlaf, weil die Gedanken an Frau Scheuer mir nicht aus dem Kopf gehen wollten.

# 8

*Also nähert sich die Zeit*
*Nach und nach der Ewigkeit,*
*Also müssen wir auf Erden*
*Zu dem Tode reifer werden.*
Johann Christian Günther

Als ich am Abend zum Nachtdienst kam, fiel mir eine ungewöhnliche Stille auf. Gewöhnlich rannten die Schwestern noch umher, um die letzten Bewohner ins Bett zu bringen. Heute war keine einzige auf den beiden Fluren zu sehen.

Aus dem Stationszimmer drang auch kein Stimmengewirr oder das übliche Gekicher der Kolleginnen. Es war eine ungewöhnliche, ja fast unheimliche Ruhe.

Ich riss die Tür zum Stationszimmer auf.

Da saßen sie alle – stumm, mit betretenen Gesichtern.

»Was ist denn jetzt schon wieder los? Ist jemand gestorben? Oder warum schaut ihr sonst alle so, als sei etwas Schreckliches passiert?«

Marianne, eine ruhige, ältere Kollegin, die ich ganz besonders schätzte, kam auf mich zu, nahm mich behutsam zur Seite und sagte: »Elfi, jetzt musst du stark sein!«

»Was ist los, Marianne?«

Sie begann zu stottern: »Ach, weißt du, bevor ich lange Erklärungen abgebe, ist es wohl besser, wenn du gleich mitkommst!«

Stumm gingen wir durch den langen Gang, bis zu einem Krankenzimmer. Noch einmal sah mich Marianne vielsagend an und öffnete dann die Tür.

Ich konnte nichts sagen, starrte nur immer wieder in das wohlbekannte, jedoch völlig veränderte Gesicht von Frau Reis.

Unsere ehemalige stellvertretende Heimleiterin war eine der fähigsten und flexibelsten Mitarbeiterinnen gewesen. Wo es Engpässe gegeben hatte, war sie eingesprungen. Wenn es brannte, war sie zur Stelle gewesen; und alles, was sie angepackt hatte, geschah mit Verantwortung, Hingabe und einer großen Portion Humor.

Ich erinnerte mich noch, wie sie einmal von heute auf morgen für mich einspringen musste, als ich mir den Arm gebrochen hatte und relativ lange meinen Dienst nicht versehen konnte. Und obwohl sie nie zuvor Nachtdienst gemacht hatte, bewältigte sie auch diese Aufgabe.

Später hatte sie dann eines Tages vor meiner Tür gestanden und verzweifelt gesagt: »So, für heute Abend kann ich niemanden für den Nachtdienst finden. Ich selbst werde woanders gebraucht ..., und jetzt weiß ich nicht mehr, was ich tun soll!« Ich war gerade aus dem Krankenhaus zurückgekommen, wo man mir den Gips entfernt hatte. Darum sagte ich: »Na, das trifft sich ja gut, schauen Sie mal, der Gips ist ab!«

Sie betrachtete meinen Arm eingehend und meinte dann: »Ja, aber der sieht doch noch immer ganz falsch aus!«

Beide mussten wir über diese lustige, aber passende Beschreibung lachen.

»Ach, das macht nichts, ich werde jedenfalls heute Abend den Nachtdienst wieder übernehmen!«

»Und ich komme am Morgen für zwei Stunden und helfe Ihnen beim Waschen der Patienten«, sagte Frau Reis.

All das fiel mir wieder ein, als ich vor ihrem Bett stand und in ihr durchsichtiges, fremd gewordenes Gesicht sah, und ich öffnete mechanisch meine Schwesternschürze.

»Was hast denn du vor?«, fragte Marianne befremdet.

»Ich bleibe nicht hier«, stotterte ich. »Das kann ich nicht, das geht über meine Kräfte!«

Marianne stemmte die Hände in die Hüften und sagte rigoros: »Bist du plötzlich übergeschnappt? Was ist hier nicht schon alles geschehen? Wie vielen Patienten hast du bereits die Augen zudrücken müssen, und was hast du alles bei deinem Mann mitmachen müssen, und jetzt willst du plötzlich kneifen?«

»Ich kann sie einfach nicht pflegen – nein, ich kann nicht!«, rief ich verzweifelt aus.

Marianne kam auf mich zu und nahm mich in die Arme: »Und wer, bitteschön, soll dich pflegen, wenn du einmal hierher kommst? Dann, sage ich dir, mache ich das gleiche Theater, das du jetzt veranstaltest.«

Ich drehte mich um und begann hemmungslos zu weinen.

»Ja, ja, heul dich nur aus, dann geht es dir gleich besser«, sagte Marianne immer noch resolut.

So hatte ich mich noch nie gehen lassen. Erschrocken sah ich Frau Reis an. Hoffentlich hatte sie das alles nicht mitbekommen, aber sie lag nach wie vor teilnahmslos in ihren Kissen. Zum Glück, denn mein Ausbruch hätte sie enorm aufgeregt. Ich riss mich zusammen.

Langsam beruhigte ich mich.

»Geht es jetzt wieder?«, fragte Marianne mitfühlend. »Soll ich hierbleiben?«

»Nein, Marianne, du hast doch morgen Frühdienst.«

Sie atmete auf: »Aber trotzdem, wenn du glaubst, dass das alles über deine Kräfte geht, dann ruf mich an, ich komme sofort!«

»Danke, Marianne, das alleine zu wissen, wird mir helfen.«

Als Marianne gegangen war, setzte ich mich eine Weile zu Frau Reis. Noch einmal dachte ich an alle Situationen zurück, die wir gemeinsam erlebt hatten. Erneut überfiel mich ein Grauen, als ich sie jetzt einer Krankheit ausgeliefert sah, die ihren Verstand und ihre körperlichen Kräfte aufgezehrt hatte. Man musste dankbar sein, wenn man noch arbeiten konnte und durfte.

Ein Ausspruch meiner Mutter fiel mir ein, den sie häufig gebraucht hatte: »Der Gesunde hat viele Wünsche, jedoch der Kranke nur einen!« Aber selbst zu diesem Wunsch war Frau Reis nicht mehr in der Lage, weil ihr Denkvermögen ausgesetzt hatte.

Mechanisch begann ich mit meiner Arbeit, dabei im Hinterkopf immer den Gedanken, dass ich hoffentlich mit der schrecklichen Situation zurechtkommen würde.

Frau Reis rührte sich bis zum Morgen nicht. Doch dann musste ich sie wickeln. Bereits nachdem ich sie aufgedeckt hatte, begann sie laut zu schreien. Rasch schloss ich das Fenster, denn ich wollte nicht, dass draußen jemand aufmerksam wurde. Sie machte ihren Körper ganz steif, um sich gegen das Wickeln zu wehren, und ich musste all meine Kraft aufbieten, um ihr eine neue Windel anzulegen.

Ganz plötzlich begann sie zu singen: »Fuchs, du hast die Gans gestohlen«, und obwohl mir nicht danach war, sang ich mit. Jetzt ließ sie sich sogar ohne Widerstand waschen, und ich erzählte ihr von früher. Fast schien es mir, als ob sie mich verstand, aber da hatte ich mich getäuscht, denn urplötzlich fing sie erneut zu schreien an.

Der Tagesdienst war bereits anwesend, und der lange Fritz eilte herbei. »Na, Elfi, wie bist du mit ihr zurechtgekommen?«, fragte er.

Anscheinend sah er mir an, dass ich ziemlich am Ende war, denn er fuhr fort, ohne eine Antwort abzuwarten: »Weißt du, ich wusste bereits seit langem, dass Frau Reis zu uns kommen würde, aber ich wollte es dir nicht gleich sagen, weil du eine besondere Beziehung zu ihr hattest.«

Ich nickte nur.

Fritz redete weiter: »Glaube mir, Elfi, jeder steht einmal vor einer Situation, mit der er glaubt, nicht fertig zu werden. Als ich hierher kam, wollte sich keiner der weiblichen Patienten von mir waschen lassen. Ich musste sehr behutsam vorgehen, bis sie gemerkt haben, dass ich es auch nicht schlechter als ihr Schwestern mache. Ich musste viel Verständnis für ihr Schamgefühl aufbringen, aber jetzt freuen sie sich schon, wenn ich komme. So, jetzt erhol dich schön, ich muss zur Arbeit.«

Er hatte es so eilig, dass er nicht einmal bei der Dienstbesprechung anwesend war. Zwei Schwestern waren gleichzeitig krank geworden, und so blieb ich noch, um beim Waschen zu helfen.

Total kaputt wollte ich gerade zum Umziehen gehen, als der lange Fritz plötzlich wie ein Blitz an mir vorbeischoss: »Du, Elfi, Frau Hoffmann sitzt nackt vor dem Waschbecken. Bitte, geh gleich zu ihr und wasch sie fertig!«

»Aha, jetzt bist du wohl verrückt geworden!«, rief ich ihm zu. Aber er gab mir keine Antwort mehr, sondern war gleich verschwunden.

Als ich Frau Hoffmann zu Ende gewaschen hatte, ging ich in das Zimmer, wo Marianne gerade beschäftigt war. Vorsichtig begann ich: »Du, Marianne, heute wird es ernst, zwei Schwestern haben sich krank gemeldet, und der Fritz steht scheinbar kurz vorm Durchdrehen. Der ist gerade wie ein Verrückter an mir vorbeigerannt und hatte Frau Hoffmann nackt und nicht fertig gewaschen einfach sitzen lassen. Kannst du dir das erklären?«

Ruhig hatte Marianne mir zugehört, dann sagte sie: »Auch das noch, dann müssen wir heute seine Arbeit mitmachen. Fritz ist doch bei der Feuerwehr, und wenn sein Piepser geht, muss er sofort weg. Wusstest du das nicht, Elfi?«

Nein, das wusste ich nicht.

Neben unkontrollierten Lachanfällen war Neugier schon immer eine weitere Unart von mir. Ich beschloss, mir den Brand anzuschauen. Ich versuchte, so nah wie möglich heranzukommen, aber die Absperrungen hinderten mich daran.

Plötzlich sprach mich ein Feuerwehrmann mit völlig geschwärztem Gesicht an: »Schwester Elfi, würden Sie bitte im Heim Bescheid geben, dass ich heute nicht kommen kann? Das wäre nett, dann muss ich nicht extra anzurufen!«

»Ja, gern, aber wer sind Sie denn?«

Jetzt lachte der verrußte Feuerwehrmann, und seine weißen Zähne blitzten: »Aber erkennen Sie mich denn nicht? Ich bin es doch, Seetaler!«

Ich musste lachen. Ich hatte ihn wirklich nicht erkannt und auch nicht gewusst, dass er bei der Feuerwehr war.

Sowohl er als auch der lange Fritz machten sich noch eine ganze Weile darüber lustig, dass ich so neugierig gewesen war, mir einen Brand anschauen zu wollen.

# 9

*Dankbare Menschen sind wie fruchtbare Felder:*
*sie geben das Empfangene zehnfach zurück.*
August von Kotzebue

Ich hatte meine sieben freien Nächte vor mir.

Meine sechs Kinder hatten mir eine Überraschung versprochen. Ich konnte mir nicht vorstellen, was sie mit mir vorhatten. Maria, meine Große, erklärte mir nur: »Mama, du bist erholungsbedürftig. Du kannst dich zwar in sieben Tagen nicht wirklich erholen, aber immerhin – es ist ein Anfang. Packe etwas Sportliches ein, vor allem feste Schuhe und Wanderkleidung!«

Ich war neugierig, als sie mich am nächsten Morgen abholte.

Wir fuhren in die Berge, in eine abgelegene Hütte. Meine anderen Kinder waren mit ihren Familien bereits anwesend und begrüßten mich freudig. Ich hatte in dieser einfachen Berghütte sogar ein eigenes Zimmer – lediglich die sanitären Verhältnisse waren gewöhnungsbedürftig.

»So, Mama, jetzt mach dich erst einmal frisch, und komm dann hinunter zum Kaffee!«

Ein riesiger Herd aus alten Zeiten beheizte die gemütliche Wohnküche. Es war unbeschreiblich gemütlich, an dem großen Tisch mit der gesamten

Familie zusammenzusitzen. Inzwischen hatte ich bereits zehn Enkelkinder.

Jeden Tag machten wir lange Bergwanderungen, und die Tage vergingen wie im Flug. Aber ich hatte mich erholt und ging nach diesem Kurzurlaub mit neuen Kräften in meinen viel geliebten und gefürchteten Nachtdienst.

Dort erwartete mich eine Überraschung. Herr Seetaler, unser Heimleiter, war nicht mehr da. Er hatte sich kurzfristig entschlossen, wieder seine alte Stellung als Lehrer an der Altenpflegeschule anzunehmen.

Wir vermissten ihn alle sehr, denn er war stets freundlich zu uns und den Patienten gewesen. Und vor allem hatten wir und damit auch unsere Schützlinge von seinem großen Wissen in hohem Maße profitieren können.

Was nun? Ohne Heimleiter ging es nicht. Wer sollte die Dienstpläne schreiben und die gesamten Büroarbeiten erledigen?

Niemand aus dem Pflegebereich hatte für so etwas Zeit. Wir hatten mit der Pflege der Heimbewohner alle Hände voll zu tun.

Herr Seetaler fehlte an allen Ecken und Enden.

Wir hofften inständig, dass unser Chef bald eine Lösung finden würde. Und unser Vertrauen in ihn wurde nicht enttäuscht.

Bereits an einem der nächsten Tage stellte Fritz uns Frau Aigner vor. Sie war eine selbstbewusste, gepflegte Dame mittleren Alters. Sie hatte bislang die Sozialstation geleitet und plante zunächst auch, nach einer Übergangszeit dorthin zurückzukehren.

Wir konnten sie nicht ganz einschätzen und blieben skeptisch-abwartend. Auf den ersten Blick dachte ich, ob die sich wohl die Hände schmutzig machen würde. Aber ich sollte mich täuschen.

Wir alle wurden eines Besseren belehrt, denn Frau Aigner packte an!

Am Morgen nach ihrer Vorstellung stand sie um sechs Uhr im Stationszimmer und rief uns zu einer Manöverkritik zusammen.

Sie hatte eine Menge Verbesserungsvorschläge. Zum Beispiel bemängelte sie, dass wir die Netzhöschen, die über die Windeln gezogen wurden, öfter als einmal benutzten.

Frau Aigner fand das unhygienisch und bestand künftig auf täglichem Wechsel. Uns war das nur recht, denn die Höschen ließen sich leicht waschen und gingen auch nicht schnell kaputt.

Es störte sie ebenfalls, dass am Morgen, wenn die Heimbewohner gewickelt wurden, ein penetranter Uringeruch in der Luft lag. Wir hatten uns daran gewöhnt, und es reichte uns, wenn wir anschließend gründlich lüfteten. Sie aber schaffte geschlossene Behälter für die schmutzige Wäsche an, sodass die Windeln nicht mehr offen herumlagen und ihren üblen Geruch verbreiten konnten.

Frau Aigner hatte in jeder Hinsicht viel Elan und überraschte uns immer wieder mit neuen Ideen. Auch vor der Großküche machte sie nicht Halt.

Sie fand es scheußlich, dass zu den Mahlzeiten ein großer Küchenwagen vorfuhr und das Essen auf der Station aus großen Behältern ausgeteilt wurde. Sie hatte recht. Es sah teilweise ziemlich unappetitlich aus, und ich hätte so auch nicht essen mögen.

Ab sofort wurde das Essen den Heimbewohnern appetitlich angerichtet auf Tellern serviert, sodass auch das Auge mitessen konnte. Was ich nicht für möglich gehalten hatte – selbst die völlig senilen Patienten nahmen das positiv wahr und akzeptierten das Essen bereitwilliger als vorher.

Als Nächstes ging Frau Aigner an die Ausgestaltung des Eingangsbereichs, der Korridore, der Aufenthaltsräume. Wo es nur möglich war, verschönerte und modernisierte sie oder ließ sich Neues einfallen, um den Heimbewohnern das Leben so angenehm wie möglich zu gestalten.

Nicht zuletzt schaffte sie es, dass es überall im Haus sauber und angenehm roch und die Ausdünstungen von Krankheit und Gebrechen verschwunden waren.

Es wurde bereits gefragt, woher sie das Geld nahm, um all diese Modernisierungen vorzunehmen. Wir fanden heraus, dass sie unermüdlich an Geschäftsleute herantrat und um Spenden für das Heim bat, und offensichtlich konnte sich kaum jemand ihren Bitten und Argumenten verschließen. Gärtnereien belieferten sie regelmäßig mit Blumen, mit denen sie Farbe in das manchmal triste Weiß zauberte.

Doch auch merkwürdige Dinge fanden auf diese Weise den Weg zu uns.

Eines Abends, als ich gerade zum Dienst kam, hörte ich in der Eingangshalle ein monotones Schnarchen.

Natürlich dachte ich an einen Heimbewohner, der sich irgendwo zum Schlafen hingelegt hatte, aber ich konnte nichts entdecken, weder in der Halle noch in der benachbarten Hauskapelle.

Als ich schließlich dem Geräusch folgte, sah ich vor der Sitzecke ein niedliches Bettchen stehen, in dem ein großer Stoffhase lag. Als ich ihn näher betrachtete, entdeckte ich ein elektrisches Kabel, an das der Hase angeschlossen war – er war es, der da so aufdringlich schnarchte.

Als ich Frau Aigner am Morgen die Geschichte erzählte, schüttete sie sich aus vor Lachen. Doch sie hatte bereits wieder etwas Neues im Kopf.

Sie veranstaltete eine Tombola.

Uns forderte sie auf, alles mitzubringen, was wir zu Hause erübrigen konnten.

Unglaublich, was da alles angeschleppt wurde. Ich brachte die Raucherutensilien von meinem verstorbenen Mann mit; andere hatten Geschirr, Blumenvasen und Schmuck, den sie nicht mehr trugen, herausgekramt. Auf dem Platz hinter dem Heim sah es aus wie auf einem Flohmarkt.

Sie lud alle Angehörigen der Heimbewohner ein.

Ich musste an einem Stand Lose verkaufen.

Der lange Fritz hatte sich als Nana Mouskouri verkleidet und gab deren schönsten Lieder zum Besten – natürlich mittels Playback.

Eine unserer Putzfrauen war als Clown verkleidet und brachte alle zum Lachen.

Es war ein gelungenes Fest und brachte neben der Freude dem Heim zusätzliches Geld ein, das Frau

Aigner für die Anschaffung neuer Balkonmöbel benutzte. Auch unser Direktor machte einen äußerst zufriedenen Eindruck.

Als ich zu ihm sagte: »Diese Frau ist wirklich ein Segen für unser Haus«, lächelte er und nickte zustimmend.

Wenn wir allerdings geglaubt hatten, dass jetzt Schluss mit den Aktivitäten gewesen wäre, so hatten wir uns alle getäuscht. Es war erst der Anfang.

Eines Tages hieß es: »Das Haus muss von Grund auf modernisiert werden.«

Da hatte sie in unserem Pfarrer Wilhelm, den man hinter vorgehaltener Hand den Bauwilli nannte, den richtigen Partner gefunden.

Sofort war er einverstanden gewesen, das Heim komplett umzubauen. Die Vierbettzimmer sollten weg und alle Räume ein eigenes Bad erhalten. Bisher gab es in jedem Raum nur ein einziges Waschbecken. Dass dieses Vorhaben Unruhe und Arbeit mit sich bringen würde, war nicht zu vermeiden.

Die Umbauten begannen in den Altenheimen. Haus eins lag zwischen dem Pflegeheim und Haus zwei. Das hieß, dass es während der Renovierungsarbeiten keine Möglichkeit gab, von einem Haus ins andere zu gelangen. Also wurde außen, um die Gebäude herum, ein überdachter Gang geschaffen, sodass wir zumindest trockenen Fußes in jedes Haus gehen konnten. Das war besonders für uns Nachtschwestern wichtig.

Trotzdem beschlich mich jedes Mal ein ungutes Gefühl, wenn ich durch den eiskalten Gang musste.

Das Rauschen des nahen Flusses und der provisorische Bretterboden verursachten gespenstische Geräusche, die Ängste hervorriefen.

Auch meiner Kollegin Susi, die mit mir im Wechsel Nachtdienst machte, erging es nicht besser. Ihr war es schrecklich unheimlich, durch den kalten, dunklen Gang zu gehen.

Einmal meinte sie: »Und eines sage ich dir, wenn mir da mal was passiert, dann komme ich nie wieder!«

»Was meinst du damit, was sollte dir denn passieren?«, fragte ich.

»Na, zum Beispiel, wenn mich einer totschlägt!«

Ich konnte mich vor Lachen nicht halten: »Ach, Susi, wenn dich einer totschlägt, wirst du freilich nicht mehr kommen können, denn mit deinem Geist können wir hier nichts anfangen!«

Susi war kein ängstliches junges Mädchen mehr, sondern eine gestandene Frau meines Alters!

Irgendwann war auch diese Zeit vorüber, und der unselige Gang gehörte der Vergangenheit an. Blieb nur noch das Umräumen und der Umzug der Bewohner.

Jeder half nach Kräften mit, und trotz der erhöhten Belastung war die allgemeine Stimmung ausgesprochen gut, besser sogar als in normalen Zeiten.

Kaum waren die Arbeiten im Altenheim abgeschlossen, hieß es sofort: »Jetzt kommt das Pflegeheim dran, dann haben wir es hinter uns.«

Der Stress, der jetzt auf uns alle zukam, war nicht zu beschreiben. Die meisten Patienten mussten auf engstem Raum im Altenheim untergebracht werden. Besonders der Transport der Intensivpflegefälle war außerordentlich beschwerlich. Alle mussten mithelfen, egal ob freier Tag oder nicht. Die Handhabung der Pflege war auch nachts sehr beschwerlich, denn alle Utensilien waren notdürftig irgendwie verstaut worden, und man musste oft lange suchen, bevor man etwas fand.

Aber es sollte ja alles recht schnell gehen, damit trösteten wir uns immer wieder. Der Gedanke, dass es künftig nur noch Ein- und Zweibettzimmer geben sollte, war erfreulich. Gerade die schwersten Pflegefälle benötigten dringend ein Einzelzimmer – das allein motivierte alle, bis zum Umfallen anzupacken.

Erschwert wurde die Situation, weil ein Teil der Pflegefälle im Pflegeheim zurückgeblieben und somit ein beständiges Hin und Her der Schwestern erforderlich war, was besonders nachts nicht als angenehm empfunden wurde.

Die Bauarbeiter arbeiteten sich von Zimmer zu Zimmer voran, und trotz aller Belastungen gab es immer wieder etwas zu lachen.

Am Morgen, noch bevor die Arbeiter kamen, war Frau Hold, eine Altenheimbewohnerin, bereits zur Stelle und räumte auf. Sie schleppte Dinge fort, die eigentlich vor Ort bleiben sollten. Aber sie war überzeugt, dass es ohne sie nicht ging – ja sogar, dass nur sie in der Lage wäre, den Maurern zu zeigen, was sie zu tun hätten. Sie beschimpfte die Arbeiter, die sie wegschicken wollten, als faule Kerle, die ihr Geld fürs Nichtstun erhielten.

Wenn Frau Aigner sie bat, die Männer ihre Arbeit tun zu lassen, wurde sie ärgerlich: »Sind Sie doch froh, dass jemand, der etwas von der Arbeit versteht, aufpasst, dass diese Kerle nicht faul herumstehen und womöglich ein Bier nach dem anderen saufen!«

Frau Aigner gab auf, und auch die Arbeiter gewöhnten sich an die schrullige alte Dame.

War sie einmal nicht pünktlich zur Stelle, hieß es: »Na, Muttchen, haben wir heute verschlafen?«

Endlich, endlich war alles geschafft, und Frau Aigner veranstaltete eine Dankeschönparty für uns Schwestern, bei der sie es sich nicht nehmen ließ, uns an einer geschmackvoll dekorierten Tafel selbst zu bedienen.

Als sie uns dann noch in warmen Worten dankte, waren wir einhellig der Meinung, dass wir es gerne für sie getan hatten.

# 10

*Was wisset ihr, dunkele Wipfel,*
*Von der alten, schönen Zeit?*
*Ach, die Heimat hinter den Gipfeln,*
*Wie liegt sie von hier so weit!*
Joseph von Eichendorff

Eines Morgens bat mich unser Personalchef in sein Büro und fragte: »Sagen Sie, Schwester Elfi, werden Sie sofort nach Ihrem Geburtstag in den Ruhestand gehen, oder werden Sie uns erst am Ende des Jahres verlassen?«

»Das kommt ganz darauf an, wann Sie Ersatz für mich finden.«

»Also, Schwester Bettina würde es gern einmal versuchen, falls Sie sie einarbeiten würden«, sagte Herr Bauer.

Ich überlegte. Bettina, eine noch sehr junge Frau, war eine unserer Tagesschwestern. Sie war in der Lage, eigenständig zu arbeiten, und deshalb sollte es eigentlich keine Probleme geben.

Als Nachtschwester kann man die Arbeitsweise des Personals gut beurteilen, weil man am Abend immer nach jemand anderem Dienst tun muss, und da stellt man ziemlich genau fest, ob eine Schwester gut arbeitet oder nicht. Bei Bettina war immer alles in Ordnung gewesen.

»Gut, Herr Bauer, sagen Sie mir Bescheid, wann sie zum ersten Mal kommt. Ich werde sie gerne einarbeiten.«

Bereits zwei Tage später kam Bettina abends ins Stationszimmer.

Täuschte ich mich, oder war sie im höchsten Grade aufgeregt?

»Hallo, Tina, ich freue mich, dass du Nachtdienst machen willst. Glaub mir, es ist nicht schlimmer als am Tag. Der einzige Unterschied ist, dass du alles allein machen musst und deshalb auch keine Fehler auf andere abschieben kannst.«

»Sehr lustig«, sagte Bettina. »Weißt du, Elfi, ich habe eigentlich nur vor dem Alleinsein Angst. Sag, was ist dir schon alles passiert? Man hört ja immer wieder Schauergeschichten von Überfällen und so.«

Ich überlegte angestrengt, ob ich ihr alles erzählen sollte, was ich in den vielen Jahren erlebt hatte. Aber ich wollte ihr keine Angst einjagen. Darum sagte ich nur: »Weißt du, Tina, du musst selber für deine Sicherheit sorgen. Als Erstes musst du am Abend alle Ausgänge kontrollieren. Wenn alles geschlossen ist, dann kann auch niemand mehr herein, die Schlüssel hast ja nur du!«

»Muss man denn hier mit Einbrüchen rechnen?«, fragte sie unsicher.

Gott sei Dank enthob mich das Läuten einer Glocke von der Antwort auf ihre Frage.

Tatsächlich hatte ich so einiges erlebt, was für zartbesaitete Menschen nicht gerade Vertrauen erweckend sein mochte.

So war es einmal geschehen, dass ein Betrunkener, ein Kerl wie ein Baum, einfach eine Seitentür eingedrückt hatte und mich belästigte. Allerdings ließ er sich bluffen: »Mann, verschwinden Sie bloß auf dem schnellsten Wege, denn wenn unsere drei Pfleger zurückkommen, wird es Ihnen nicht gerade gut ergehen. Ein Veilchen ist dann das kleinste Übel …«

»Ich wollt ja bloß auf dem Sofa da ein wenig schlafen, ich hab das von draußen gesehn, ich bin doch so müd!«

Er torkelte bedenklich. Ich schob ihn hinaus: »Jetzt gehen Sie bloß rasch weg, denn unsere Pfleger verstehen keinen Spaß!«

Endlich schlich er sich davon.

Ein anderes Mal hatte ich auf der Straße Stimmen gehört. Ich sah vom Balkon hinunter und konnte beobachten, wie sich drei betrunkene Jugendliche an meinem Auto zu schaffen machten. Sie hatten es auf die Felgen abgesehen.

Energisch rief ich: »Wollt ihr wohl die Finger von meinem Auto lassen, oder ich hole die Polizei!«

Ehe ich mich versah, hatte einer einen großen Stein in der Hand und warf ihn nach mir. Rasch duckte ich mich, doch ich war fürchterlich erschrocken. Die Gedanken rasten durch meinen Kopf: »Wenn er mich erwischt hätte, dann wären die Patienten die ganze Nacht ohne Betreuung gewesen.«

Ich rief die Polizei an, die auch rasch zur Stelle war.

Zwei der jungen Burschen rannten sogleich fort. Der dritte jedoch war so betrunken, dass er nicht schnell genug wegkam und die Beamten ihn festhalten konnten.

Anschließend kam einer der Beamten zu mir herauf, um ein Protokoll aufzunehmen.

Er fragte mich: »Sagen Sie, Schwester, würden Sie von einer Anzeige absehen, wenn sich der junge Mann bei Ihnen entschuldigt?«

Schon wollte ich ja sagen. Aber dann dachte ich an die Konsequenzen, wenn er mich getroffen hätte. Was wäre dann aus den Patienten geworden? Es ging hier überhaupt nicht um mich. Darum sagte ich ernst: »Nein, das reicht nicht. Ich finde, dass der junge Mann für sein Verhalten zur Rechenschaft gezogen werden sollte, damit er sich eine solche Tat beim nächsten Mal überlegen wird.«

Wieder ein anderes Mal hatte sich ein Betrunkener bereits am Tag ins Haus geschlichen und sich dann einsperren lassen. Die ganze Nacht hörte ich ihn herumtapsen. Ganz offensichtlich wollte er nicht entdeckt werden und Ärger bekommen, aber unheimlich war das Ganze doch.

All diese Geschichten wollte ich der jungen Kollegin nicht gleich erzählen – sie würde ihre eigenen Erfahrungen machen.

»Du, Elfi, woran hast du gerade gedacht?«, fragte plötzlich Bettina in meine Gedanken hinein.

»Warum?«, fragte ich.

»An deinem Gesichtsausdruck konnte ich ablesen, dass du mir etwas verheimlichst«, sagte sie skeptisch.

»Ach, ich dachte gerade an verschiedene Geschichten, die mir passiert sind, und meistens waren es eher lustige Begebenheiten.«

Es läutete Gott sei Dank wieder, so kam ich darum herum, irgendetwas erfinden zu müssen, denn lustig waren die Dinge, die mir durch den Kopf gegangen waren, wahrlich nicht. Sie hätten jedenfalls gereicht, um der jungen Schwester Angst einzujagen.

Anschließend wurde es derart turbulent, dass wir keine Zeit mehr zum Reden hatten.

Am Morgen fragte Bettina: »Sag mal, Elfi, geht das hier immer so zu, oder war diese Nacht nur eine Ausnahme?«

»Leider nicht, Tina. Aber es hat den Vorteil, dass die Nächte auf diese Weise sehr schnell vergehen, und am Morgen kannst du wunderbar schlafen!«

»Du, wenn ich dir nichts glaube, aber das glaube ich dir aufs Wort«, sagte sie geknickt.

Trotz der anstrengenden Nacht sagte sie zu. Sie wusste ja, dass ich noch ein halbes Jahr zur Verfügung stand und sie gründlich einarbeiten konnte.

»Du wirst es schon schaffen. Warte nur, irgendwann willst du gar keinen Tagesdienst mehr machen. Denn dass dir nachts niemand in deine Arbeit hineinredet, glaube mir, das ist ein großer Vorteil!«

Bettina lächelte gequält. »Aber sicher der einzige«, erwiderte sie.

Es folgten dann weniger harte Nächte, was Bettina bewog, sich endgültig zur Übernahme des Nachtdienstes bereit zu erklären.

Ich war beruhigt, dass meine Schützlinge auch nach meinem Ausscheiden in guten Händen sein würden.

Das halbe Jahr verging wie im Flug. Es wurde Weihnachten – mein letztes im Haus. Wie all die Jahre zuvor wurde eine Feier für die Heimbewohner und anschließend für das Personal veranstaltet. Pfarrer Wilhelm las eine heilige Messe in unserer Hauskapelle. Danach gab es ein festliches Essen und zum Ausklang ein gemütliches Beisammensein.

Unsere Bürochefin hatte sich zu uns Schwestern an den Tisch gesetzt und sagte: »Heute haben wir die Verabschiedung einer Kollegin zu feiern.«

»Ach ja, von wem denn?«, fragte ich neugierig. Erstaunt sah sie mich an, sagte aber nichts mehr.

Wir saßen in dem großen Saal an der weihnachtlich geschmückten Tafel und warteten auf die Ansprache unseres Chefs. Er begann zu reden.

Wie immer bedankte er sich für die geleistete Arbeit und für die Treue, die wir dem Haus, trotz schwieriger Situationen, hielten. Vor allem würdigte er unsere Mehrarbeit während des Umbaus und die freiwillig erbrachten, unbezahlten Überstunden.

Wir hörten ihm gern zu, denn wir wussten, dass alles, was er sagte, von Herzen kam.

Doch dann schlug er ein anderes Thema an: »Heute haben wir eine langjährige Schwester zu verabschieden.« Aufmerksam hörte ich zu und wusste immer noch nicht, von wem eigentlich die Rede war. Schließlich nannte er meinen Namen. Mein Gott, dachte ich, wenn sich doch jetzt die Erde auftun und mich verschlingen würde. Mit solchen Dingen konnte ich gar nicht gut umgehen.

Meinen Kolleginnen blieb meine Verlegenheit nicht verborgen, und sie zogen mich noch auf damit. Am Ende überreichte mir unser Chef einen riesengroßen Blumenstrauß und gab mir zum Abschied die Hand. Ich sagte: »Da haben Sie aber übertrieben mit Ihrem Lob.«

Er lachte nur und meinte: »Doch, doch, wir werden Sie sehr vermissen!«

Dann applaudierten alle Kollegen und Kolleginnen, und die offizielle Verabschiedung war endlich überstanden.

Eine Woche, also sieben Nächte, sollte ich noch arbeiten, dann war Ruhe.

Am Morgen nach meinem letzten Nachtdienst kam Jutta auf mich zu und fragte: »Sag einmal, Elfi, würdest du mir die Ehre geben und am Samstag zu meiner Hochzeit kommen?«

Ich überlegte, ob ich schon etwas vorhatte, und sagte dann zu.

Ehrlich erfreut sagte sie: »Ach, das freut mich ganz besonders, denn alle Kolleginnen und Kollegen sind eingeladen. Mir würde etwas fehlen, wenn du nicht dabei sein würdest!«

Also richtete ich mich am Samstagabend her und ging zu Juttas Hochzeit.

Solche Feierlichkeiten stimmten mich immer sehr nachdenklich. Hochzeiten galten zwar als Happy End, doch meistens begann in diesem Moment erst der Ernst des Lebens. Wie gut, dass die jungen Leute zunächst nicht an so etwas dachten.

Es wurde eine sehr schöne Hochzeit.

Die Band spielte recht schmissige Musik, und der lange Fritz trat zu mir heran und riss mich aus meinen Gedanken. »Elfi, willst du einmal mit mir tanzen?«, fragte er höflich.

Ich lächelte ihn an und sagte: »Aber natürlich, Fritz, wir sind ja in Übung durch all die vielen Heimfeste. So schnell werden wir es ja nicht verlernt haben!«

Die Kapelle ließ jetzt einen Tango erklingen, den ich besonders mochte. Fritz jedoch erschien mir irgendwie bedrückt, und ich fragte: »Sag einmal, Fritz, du kommst mir heute so traurig vor. Hast du Kummer, oder macht dir im Heim etwas zu schaffen, dass du das Lachen verlernt hast?«

Er antwortete mir auf meine Frage nicht, sondern stellte gleich eine Gegenfrage: »Warum, sieht man mir das etwa schon an?«

»Na ja, du weißt doch, ich sehe sofort, wenn du Sorgen hast!«

»So, so, na dann kann ich dich ja gleich etwas fragen, aber nimm es mir bitte nicht übel. Sag, hast du eigentlich keine Angst vor dem Ruhestand, wo du doch immer so in Aktion warst? Glaube mir, der Ruhestand ist schädlich für Menschen, die so aktiv sind wie du. Du solltest die Arbeit nicht so abrupt abbrechen!«

Prüfend sah ich Fritz an. Der wollte mir doch etwas durch die Blume zu verstehen geben. »Was ist los, Fritz, du hast doch irgendetwas auf dem Herzen, red nicht so lange um den heißen Brei herum. Wir waren doch immer ehrlich zueinander.«

Stotternd begann er. »Ach ja, du, ich habe Probleme, sehr große sogar.«

»Und worum geht es?«, fragte ich.

»Es geht um den Nachtdienst.«

»Warum, hat Tina jetzt doch abgesagt?«

»Nein, mit Tina ist alles klar, aber die Susi …«

»Wieso, was ist mit der Susi? Die macht doch ihre Arbeit hervorragend«, entgegnete ich.

»Ja, das schon, aber sie hat sich krank gemeldet, und das, was ihr fehlt, ist keine Kleinigkeit. Ihr schlafen immer plötzlich die Beine ein. Ihr Hausarzt hat ihr zunächst einmal absolute Ruhe verordnet. Eine Lawine von Untersuchungen kommt auf sie zu. Vielleicht wird sie den Nachtdienst gar nicht mehr machen können. Ich dachte mir, du bist doch noch voll drin und könntest ja vorübergehend auf Kurzarbeit weitermachen. Was sagst du dazu?«

Ich musste lachen. »Na, immerhin habe ich ja jetzt noch meine sieben freien Tage, aber wenn du in Schwierigkeiten bist, dann werde ich wohl weitermachen müssen!«

Fritz hob mich hoch und drehte mich im Kreis herum, dass mir ganz schwindelig wurde.

»Sag einmal, bist du jetzt total närrisch geworden? So geht man nicht mit einer Seniorin um!«

»Ach, Elfi, hörst du den Stein, der von meinem Herzen gefallen ist?«, rief Fritz.

»Na, na, so schlimm wird es schon nicht sein, schließlich ist jeder Mensch zu ersetzen!«

»Ja, das schon, aber nicht so schnell«, meinte Fritz erleichtert.

## 11

*Heilig ist die Sternenzeit,*
*Öffnet alle Grüfte,*
*Strahlende Unsterblichkeit*
*Wandelt durch die Lüfte.*
Gottfried Keller

Es ging also weiter. Am Freitag begann ich erneut mit dem Nachtdienst. Die Kolleginnen vom Spätdienst empfingen mich lachend: »Na, Elfi, das war ja ein kurzer Ruhestand, warum hast du nicht nein gesagt? Ich hätte in dieser Tretmühle nicht wieder angefangen, aber bei mir dauert's noch eine ganze Weile bis zum Ruhestand«, jammerte Rita.

»Elfi ist eben mit Herz und Seele dabei«, erwiderte Margit.

»Jetzt hört auf, sagt mir lieber, was es Neues gibt!«

»Na ja, viel hat sich in der vergangenen Woche nicht verändert«, sagte Marianne. »Aber halt mal, der Fritz hat gesagt, du sollst einmal hinüber ins Altenheim zu Frau Kröner gehen – die soll nämlich in den nächsten Tagen ins Pflegeheim verlegt werden und ist deshalb völlig außer sich.«

»Wer kommt denn schon gerne von dort zu uns? Alle wissen doch genau, dass wir hier die Endstation sind«, erwiderte ich.

Es war schrecklich für jeden, der einen Altenheimbewohner auf die Verlegung vorbereiten musste. Das alles war stets mit Lügen verbunden. Wie auch sollte man ein Pflegeheim schönreden?

Auf meinem Rundgang schaute ich also bei Frau Kröner vorbei. Sie machte einen verzweifelten Eindruck. Ihr Köfferchen war bereits gepackt. Wir kannten uns schon lange. Sie war immer eine der gepflegtesten Damen im Altenheim gewesen, was vor allem bei besonderen Anlässen aufgefallen war.

Ich konnte mir nicht vorstellen, dass sie sich an das Pflegeheim gewöhnen würde.

Als ich ihr Zimmer betrat, fiel sie mir gleich um den Hals: »Stellen Sie sich nur vor, Schwester Elfi, man will mich ins Pflegeheim einweisen – eher bringe ich mich um, bevor ich dorthin gehe!«

»Aber Frau Kröner, das dürfen Sie nicht sagen. Können Sie sich noch an die Frau Fechner erinnern? Mit der waren Sie doch ganz gut befreundet, und die ist seit ihrem Oberschenkelhalsbruch auch im Pflegeheim und wird jetzt Ihre Zimmernachbarin werden.«

»Ach ja, die Frau Fechner – das ist eine Kämpfernatur. Aber ich nicht, ich fühle mich viel zu schwach, um noch zu kämpfen. Ich will einfach nicht mehr. Die Schwestern sagen, dass ich zu häufig läute, dass ich nicht mehr selbständig genug bin und sie dadurch zu viel Arbeit haben. Und wenn ich aus dem Bett falle, schafft es eine allein nicht, mich hineinzuheben. Manchmal muss dann das Hebegerät aus dem Pflegeheim geholt werden. Besonders nachts ist es ein Problem geworden, aber das wissen Sie ja am besten.

Ich sehe das ja auch alles ein, aber ich will nicht ins Pflegeheim – ich möchte meine eigenen Möbel behalten!« Sie weinte hemmungslos.

Ich nahm sie in den Arm und sagte: »Sie dürfen jetzt nicht so engstirnig denken. Vielleicht ist das mit dem Pflegebett die beste Lösung; Sie sagen ja selbst, dass es hier eigentlich nicht mehr geht. Jetzt lassen Sie erst einmal alles auf sich zukommen, so schlimm, wie Sie meinen, wird es nicht werden.«

Ich hatte keineswegs das Gefühl, sie beruhigt zu haben. Ihre Aussage, dass sie sich eher umbringen als ins Pflegeheim übersiedeln würde, schien mir durchaus ernst gemeint.

Es wurde eine außergewöhnlich ruhige Nacht. Alle Schwestern hassten eigentlich solche Nächte, denn durch die Untätigkeit wurde man todmüde und hatte nebenbei das Gefühl, alle Heimbewohner wären gestorben.

Allerdings gab es mir an diesem Tag die Möglichkeit, immer wieder einmal ins Altenheim zu gehen und nach Frau Kröner zu schauen. Ich war beunruhigt. Sie schlief nicht, sondern starrte nur mit leerem Blick an die Decke. Selbst wenn ich sie ansprach, reagierte sie nicht.

Am Morgen bei der Dienstübergabe sprach ich mit Fritz über meine Bedenken. Auch ihm war nicht wohl bei der Sache. Er sagte: »Ich weiß, dass es schlimm ist, aber was sollen wir machen? Es bleibt keine andere Möglichkeit. Sie ist gefährdet, und es wurden ihr bereits alle Medikamente weggenommen, damit sie keine Dummheiten machen kann!«

In gedrückter Stimmung fuhr ich nach Hause. Unterwegs dachte ich darüber nach, wie ich selber einmal enden würde. Meine Kinder, alle sechs unabhängig voneinander, versprachen zwar immer wieder: »Mama, du kommst nie in ein Heim, du kommst zu mir«, aber ich wusste, dass ich das nie tun würde. Ich hatte schließlich bei meinem Mann erlebt, wie schwer es war, einen pflegebedürftigen Menschen zu Hause zu betreuen. Das wollte ich keinem meiner Kinder zumuten. Vor allem die Vorstellung, mich unter Umständen von meinen Kindern wickeln lassen zu müssen, war schrecklich – das würde ich nie in Anspruch nehmen, sondern mir rechtzeitig das richtige Heim aussuchen.

Aber gab es das überhaupt? Nein, natürlich nicht! Überall herrschte ein Mangel an Pflegekräften. Wenigsten war inzwischen ein Netz von Sozialstationen und Pflegediensten aufgebaut, das es möglich machte, viele alte Menschen lange Zeit zu Hause zu pflegen. Am besten wäre es, wie unser Herr Wowra immer sagte: »Schwester, ich möchte einmal aufwachen und tot sein!«

Bei meiner Rückkehr ins Heim bemerkte ich sogleich die Panik. Alle Schwestern im Stationszimmer redeten aufgeregt durcheinander. Ich schnappte als Erstes den Satz auf: »Der Edi ist total fertig.«

Edi war unser Hausmeister und Mädchen für alles.

Ich hatte ihn schon oft nachts gerufen, wenn irgendetwas repariert werden musste. Er kam immer, auch wenn er manchmal recht ungehalten tat. Was heute mit ihm los war, konnte ich aus dem Stimmengewirr nicht heraushören.

Schließlich packte ich mir Margit: »Was um alles in der Welt ist denn passiert?«

Jutta antwortete für sie: »Die Frau Kröner ist aus dem Fenster gesprungen, und der Edi hat es mit ansehen müssen!«

Ich erschrak. Also hatten mich meine Vorahnungen doch nicht getrogen, dass die alte Dame es ernst gemeint hatte.

Margit ergänzte: »Ja, Elfi, das stimmt leider. Der Edi war unten auf der Straße und hat gesehen, wie die Frau Kröner auf das Fensterbrett gestiegen ist. Er hat ihr noch zugerufen: ›Nein, Frau Kröner, tun Sie das nicht‹, aber sie hat ihn nicht beachtet und ist gesprungen. Unser Chef hat ihr noch die Sterbesakramente erteilt. Sie lebte noch, ist dann aber im Laufe des Tages im Krankenhaus gestorben!«

Ich konnte nichts sagen, war wie gelähmt und dachte nur – schon wieder ein Selbstmord!

Trotz der Schreckensnachricht musste die Arbeit im gewohnten Rhythmus weitergehen. Es war Zeit für die Dienstübergabe. Also fragte ich: »Gibt es sonst noch Neues auf den Stationen?«

Margit begann: »Der Frau Erber geht es sehr schlecht, und sie wird die heutige Nacht kaum überleben. Ihre Tochter macht uns Sorgen – sie will unbedingt dabei sein, obwohl sie so sensibel ist. Wir sollen sie benachrichtigen, wenn es so weit ist. Ach ja, und der Pfarrer muss auch noch informiert werden!«

»Warum habt ihr das nicht bereits am Tag erledigt?«, sagte ich etwas ungehalten.

»Gute Frage, wir haben ihn nicht erreichen können. Du weißt ja, sie ist evangelisch und der zuständige Pastor ist nicht so einfach zu erreichen wie unser Herr Wilhelm, der im Haus wohnt! Bitte, versuch es noch einmal.«

Ich versprach es.

Die Nacht begann nicht besonders turbulent, sodass ich mich öfter zu Frau Erber setzen konnte. An ihrer flachen Atmung merkte ich, dass es mit ihr wirklich zu Ende ging. Ich lief ins Stationszimmer und versuchte, die Tochter zu erreichen. Sie war am Nachmittag bei ihrer Mutter gewesen und schien auf meinen Anruf zu warten – so rasch war sie am Telefon. Aufgeregt fragte sie sofort: »Ist Mutter gestorben?«

»Nein, noch nicht, aber ich vermute, dass es im Laufe der Nacht geschehen wird, und wie mir meine Kolleginnen berichtet haben, möchten sie dabei sein. Es wäre also gut, wenn sie jetzt kämen, aber tun Sie es nur, wenn Sie glauben, der Sache gewachsen zu sein. Sie können sicher sein, dass ich jede freie Minute am Bett ihrer Mutter zubringen werde. Ich würde Sie auf jeden Fall informieren, wenn es vorüber ist!«

»Das ist lieb von Ihnen, aber ich will dabei sein, wenn Mutti stirbt. Ich komme sofort!«

Jetzt versuchte ich den Pfarrer zu erreichen. Leider war nur seine Frau am Apparat, aber sie versprach, ihn sofort zu informieren, sobald er zurückkäme.

Kaum hatte ich den Hörer aufgelegt, als es an der Pforte läutete. Es war Frau Erbers Tochter.

So schnell hatte ich nicht mit ihr gerechnet. Sie war Schauspielerin an unserem Stadttheater und meistens mit Arbeit überlastet.

Aufgeregt fragte sie: »Lebt Mutti noch?«

»Ja, aber sie atmet schwer!«

In dem Moment läutete es im Altenheim. Im Fortgehen bat ich: »Bitte, feuchten Sie Ihrer Mutter die Lippen immer wieder etwas an!«

Als ich zurückkam, sah ich, dass die Tochter der Situation nicht gewachsen war. Sie zitterte am ganzen Körper. Mir wurde klar, dass ich sie mit der Sterbenden nicht alleinlassen durfte. In diesem Moment wurde erneut an der Pforte geläutet. Es war Frau Erbers Pfarrer, der mich, noch bevor wir das Sterbezimmer betraten, fragte: »Ist die Tochter schon anwesend, und wie kommt sie mit der Situation zurecht?«

»Am besten ist es, wenn Sie sich selber ein Bild machen, Herr Pastor«, antwortete ich ausweichend.

Als wir das Krankenzimmer betraten, erkannte auch er, dass Frau Erber im Sterben lag. Gemeinsam beteten wir die Sterbegebete.

Die alte Dame quälte sich schrecklich. Sie musste erbrechen, doch es fehlte ihr die Kraft, das Erbrochene von sich zu geben. Sie würgte, und ihre Augen quollen hervor. Dieser Anblick war für die Tochter unerträglich. Hysterisch begann sie zu schreien:

»So helfen Sie doch meiner Mutter, sonst muss sie ersticken!«

Ich blickte Hilfe suchend den Pfarrer an, der meinen flehenden Blick verstand. Unter dem Vorwand, mit ihr noch einige Formalitäten besprechen zu müssen, bat er die Tochter nach draußen.

Währenddessen versuchte ich, der Sterbenden den Schleim abzusaugen, um ihr Erleichterung zu verschaffen. Doch es funktionierte nicht mehr – sie erstickte. Endlich tat sie den letzten Atemzug. Genau in diesem Moment kamen die Tochter und der Pfarrer in das Sterbezimmer zurück.

Ich durfte mir nicht anmerken lassen, wie sehr mich der qualvolle Todeskampf mitgenommen hatte. Und der Tochter wollte ich die Einzelheiten ersparen. Ich sagte also: »Jetzt hat Ihre liebe Mutter diese schwere Stunde doch noch schnell hinter sich gebracht. Soeben ist sie ruhig eingeschlafen!«

Zweifelnd sah mich der Pfarrer an. Ich legte den Finger an den Mund, und er verstand.

Nachdem die Tochter weinend Abschied genommen und das Haus verlassen hatte, setzte er sich zu mir und fragte: »War es sehr schlimm, Schwester, hat sie sich sehr quälen müssen?«

Ich nickte nur, sprechen konnte ich nicht. Er strich mir mit seiner Hand über das Haar und sagte: »In diesem Haus kann man sich den Himmel verdienen. Was ihr hier leisten müsst, geht sicher oft an die Substanz!«

»Ja, und ein schlechtes Gewissen haben wir auch öfter, weil man nicht selten lügen muss!«

Mitleidig sah er mich an und meinte: »Ach, Schwester, da machen Sie sich mal keine Vorwürfe, denn manchmal ist die Lüge barmherziger als die Wahrheit!«

Als am Morgen meine Kolleginnen zum Dienst kamen, sahen sie mir sofort an, dass Frau Erber gestorben war. Margit erzählte ich noch die schrecklichen Umstände ihres Todes.

»Geh heim, und versuch zu schlafen«, sagte sie liebevoll.

Aber an Schlafen war nicht zu denken. Immer wieder sah ich die Bilder der vergangenen Nacht vor mir.

Gegen vierzehn Uhr läutete das Telefon. Es war Fritz.

Er kam sofort zur Sache: »Elfi, hast du ausgeschlafen?«

»Nein, ich habe bisher kein Auge zutun können, die Sache mit Frau Erber hat mich ziemlich mitgenommen.«

»Da bist du jetzt wohl total kaputt, wie?«

»Was ist los, Fritz? Bei euch brennt es doch schon wieder, wenn du um diese Zeit anrufst«, sagte ich.

»Ach ja, gleich zwei Schwestern auf einmal haben sich krank gemeldet. Im Spätdienst habe ich nur eine einzige Schwester!«

»Verstehe, aber anziehen darf ich mich noch, oder?«

»Du bist ein Schatz«, sagte Fritz erleichtert.

Margit war die Schwester, die allein von der Spätschicht übrig geblieben war. Sie war eine unermüdliche Arbeiterin, und so würden wir es zu zweit schon schaffen.

Aber es war ausgerechnet wieder so ein Tag, an dem alles drunter und drüber ging.

»Mensch, Elfi, ich kann ja viel ertragen, aber heute sind alle wie aufgedreht. Ich weiß nicht, was los ist – in einer Tour wird geläutet!«

»Beruhige dich, Margit, wir machen das schon, und Fritz hat versprochen zu helfen.«

Es war längst Zeit, die Leute aufzusetzen oder sie in ihren Rollstühlen zum Kaffeetisch zu fahren. Also fing ich gleich an und lief energisch mit dem ersten Rollstuhl los. Frau Bauer, die sich über alles und jedes beschwerte, schimpfte auch prompt los: »Nicht so schnell, mir wird ja ganz schwindelig, Schwester Elfi!«

»Heute haben wir es sehr eilig, Frau Bauer, weil wir nur zu zweit sind«, entschuldigte ich mich. Mit einem kräftigen Ruck schob ich sie zum Kaffeetisch. Ein lauter Aufschrei ließ mich erschrocken innehalten. Sie hatte ihre Hände auf den Rollstuhllehnen liegen, und im Eifer des Gefechts hatte ich ihr die Hände an der Tischkante eingeklemmt.

»In der Nacht magst du ja gut sein, aber am Tag bist du eine Niete«, schimpfte Frau Bauer.

Es wurde ein einziges Spießrutenlaufen an diesem Nachmittag. Immer wenn ich an ihr vorbeirannte, schrie sie laut: »Die Schwester Elfi hat mir die Hände eingeklemmt.«

## 12

*Ach, ich bin des Treibens müde!*
*Was soll all die Qual und Lust?*
*Süßer Friede,*
*Komm, ach komm in meine Brust!*
JOHANN WOLFGANG VON GOETHE

Nach einem hektischen Nachmittag hoffte ich auf eine ruhige Nacht.

Zunächst passierte auch nicht viel, bis ich um Mitternacht plötzlich ein Poltern hörte. Natürlich Frau Maas! Obwohl wir sie dringend gebeten hatten, nicht allein auf den Nachtstuhl zu gehen, hatte sie es wieder getan, war ausgerutscht und lag wimmernd am Boden. Ihr linkes Bein war in einem unnatürlichen Winkel verbogen. Es war ohne Zweifel ein Bruch, und ich alarmierte den Krankenwagen.

Bereits nach einer halben Stunde rief man mich aus dem Krankenhaus an. Sie hatte einen Oberschenkelhalsbruch erlitten, was bei den meisten Senioren tödlich ausgeht – nicht aber bei Frau Maas. Nach einigen Wochen war sie wieder da und übte fleißig das Gehen. Sie machte dabei solche Fortschritte, dass sie schon bald, entgegen unseren Ratschlägen und trotz ihres Sturzes, wieder alleine auf den Nachtstuhl ging.

Nach dem Abtransport von Frau Maas schaute ich ins Zimmer von Herrn Zens. Er war noch jung, fünfundvierzig Jahre, ein ehemaliger Ingenieur. Auf unsere Station war er wegen seines Krebsleidens gekommen. Man hatte ihm die Zunge herausoperiert, und er konnte nur noch mühsam sprechen, bestenfalls ganz undeutlich. Wenn er es versuchte, spuckte er, was ihm selber am unangenehmsten war.

Die Ärzte hatten ihm offen gesagt, dass seine Lebenserwartung nur noch sehr begrenzt wäre. Das hatte er nicht verkraftet – er war streitsüchtig, manchmal böse und versuchte, wo immer es ging, an Bier zu kommen, um sich zu betrinken.

Früher war er als leitender Ingenieur im Brückenbau tätig gewesen, vornehmlich in Afrika. Sofern es meine Zeit erlaubte, setzte ich mich zu ihm, und wir unterhielten uns über sein geliebtes Afrika. Für kurze Zeit schien er dann etwas aufzublühen.

Eines Abends brachte ich ihm Fotos mit. Ich hatte lange gesucht, bis ich Aufnahmen von Städten und Gegenden gefunden hatte, wo er gewesen war. Er war so gerührt, dass er weinen musste. Endlich kam ich etwas mehr an ihn heran, und er verschloss sich nicht mehr so stark. Trotz seiner Sprachbehinderung begann er von seiner Arbeit zu erzählen und vergaß darüber sogar, sich die Hand wegen seiner Spuckerei schützend vor den Mund zu halten.

An einem Abend, als wir wieder einmal lange über seine Arbeit und Afrika geredet hatten, fragte er: »Was würden Sie tun, wenn Sie meine Krankheit hätten und wüssten, dass Sie nicht mehr lange zu leben hätten?«

Ich hatte schon lange auf diese Frage gewartet. Erwartungsvoll sah er mich an. Ich rückte ein wenig näher zu ihm heran und sah ihm in die Augen: »Ich würde kämpfen, mit allen mir zur Verfügung stehenden Kräften, und mit dem Trinken würde ich aufhören, um meinem Körper nicht noch mehr zu schwächen.«

»Ja, meinen Sie denn, dass Kämpfen in meinem Fall überhaupt noch hilft?«

Lange sah ich ihn an, bevor ich antwortete: »Ich kenne Krebskranke, die ihre Krankheit hinauszögern oder sogar besiegen konnten. Aufgeben würde ich also auf gar keinen Fall!«

Offensichtlich hatte unsere Unterhaltung Erfolg gezeigt, denn meine Kolleginnen erzählten mir später, dass Herr Zens kein Bier mehr verlangte und das Rauchen sehr einschränkte.

Irgendwann hatte ich ihn einmal gebeten, mir zu sagen, wenn er etwas Ungewöhnliches hören oder sehen würde. Das nahm er sehr ernst, denn eines Nachts kam er im Sturmschritt auf den Gang gelaufen und rief: »Schwester, in meinem Zimmer kommt Wasser aus der Wand!«

Ungläubig sah ich ihn an, denn es schien mir unmöglich, dass nach der Renovierung solche Defekte auftreten konnten. Aber ich begleitete ihn zu seinem Zimmer.

Dort lief tatsächlich Wasser die Wand hinunter. Ich telefonierte sowohl nach unserem Direktor als auch nach Edi, dem Hausmeister. Es handelte sich offenbar um einen Rohrbruch, und der Haupthahn im Keller musste bis zur Reparatur zugedreht werden.

Ich bedankte mich herzlich bei Herrn Zens für seine Aufmerksamkeit, die dazu beigetragen hatte, größere Schäden zu verhindern. Bescheiden wehrte er mein Lob ab, doch es war offensichtlich, dass er sich über diese Anerkennung freute.

Von diesem Moment an hatte ich einen aufmerksamen Helfer in der Nacht.

Sobald er auch nur das geringste ungewöhnliche Geräusch hörte, kam er zu mir und half mir gegebenenfalls, der Sache auf den Grund zu gehen. Weil er dadurch eine Aufgabe hatte, wurde er von seiner Krankheit abgelenkt. Zwar war eine Heilung bei ihm nicht möglich, aber sein Zustand verbesserte sich zunehmend, und er lebt noch heute.

Inzwischen waren die Umbaumaßnahmen so weit gediehen, dass zumindest die schwersten Fälle alle Einzelzimmer hatten. In einem lag Herr Götz.

Da er in letzter Zeit häufiger an akuter Atemnot litt, ließen wir seine Türe geöffnet, und ein Absauggerät stand betriebsbereit an seinem Bett.

Herr Götz war zuckerkrank und hatte beide Beine amputiert bekommen. Wenn er am Morgen gewaschen wurde, hörte man ihn ständig laut schelten. Er machte es den Schwestern sehr schwer, und darum hatte Fritz uns abwechselnd zum Waschen eingeteilt. Lächelnd meinte er: »Damit ihr euch wieder von ihm erholen könnt!«

Eines Nachts hörte ich ihn plötzlich keuchen. Rasch lief ich zu ihm und wollte ihn absaugen, aber es kam kein Schleim – er schluckte nur immer heftiger.

Ich rannte zum Telefon, um den Notarzt anzurufen. Anschließend wich ich nicht von seiner Seite.

Immer wieder richtete ich ihn auf, damit er besser Luft bekam. Aber es half nichts. Er quälte sich unsagbar – es war ihm nicht mehr zu helfen. Ich war psychisch am Ende, denn es war noch nicht lange her, dass Frau Erber vor meinen Augen auf diese Weise gestorben war.

Endlich kamen die Sanitäter. Sie hoben ihn aus dem Bett und begannen sofort mit der Wiederbelebung. Das gab mir den Rest: »Wisst ihr eigentlich, wie schwer er sich getan hat, bis er sterben konnte? Und ihr wollt ihm das ein zweites Mal zumuten! Soll er noch einmal ersticken?«, schrie ich die Sanitäter an.

Verständnislos sahen sie mich an: »Entschuldigung, aber wir tun nur unsere Pflicht. Wir haben die Anweisung, einen Patienten zu reanimieren.«

Gott sei Dank erschien in diesem Moment der Notarzt. Er untersuchte Herrn Götz kurz und sagte dann zu meiner Erleichterung: »Hört auf, lasst ihn in Ruhe!«

Bis zum Morgen verrichtete ich meine Arbeit wie in Trance. Noch während meiner Dienstzeit kam der Hausarzt von Herrn Götz, um den Totenschein auszustellen. Als er sah, mit welch krakeliger Schrift ich meinen Bericht über den Hergang des Todes geschrieben hatte, fragte er mich: »War das Ihr erster Toter?«

»Nein, wahrscheinlich der zweihundertste, aber mit Sicherheit war es bei ihm mit am schlimmsten.«

Er erwiderte nichts darauf.

Obwohl Herr Götz nicht zu den Patienten gehörte, die mir besonders ans Herz gewachsen waren, hatte mich sein Tod sehr mitgenommen. Ich war froh, sieben freie Nächte vor mir zu haben.

Gerade wollte ich abends schlafen gehen, als das Telefon läutete – es war Frau Aigner. Aufgeregt rief sie in den Apparat: »Elfi, die Bettina musste ganz plötzlich ins Krankenhaus – eine ganz schlimme Sache, starke Unterleibsblutungen mit Notoperation und so. Und wir stehen jetzt ohne Nachtdienst da!«

»Nein, steht ihr nicht, ich komme gleich!«

»Danke, Elfi, Sie sind ein Schatz.«

Die Nacht verlief relativ ruhig. Nur Frau Neumeier machte wieder einmal das Haus unsicher. Sie war eine Bewohnerin des Altenheims, die gerne nachts herumwanderte und gelegentlich auch im Pflegeheim auftauchte. Sie trug stets ein langes, weißes Nachthemd und sah damit fast aus wie ein Gespenst. Da sie zudem völlig lautlos umherschlich und plötzlich regungslos in einer Ecke stand, hatte ich mich anfangs oft heftig erschrocken. Aber inzwischen kannte ich sie und rechnete im Hinterkopf damit, ihr irgendwo zu begegnen.

Frau Neumeier spukte jedoch nicht nur zur Geisterstunde, sondern auch am frühen Morgen, wenn die Tagesschicht eintraf. Es gab keine Kollegin, die sie nicht schon erschreckt hatte. Und wenn jemand vor ihr zurückwich, lächelte sie unergründlich.

An diesem Morgen war Inge an der Reihe. Leichenblass kam sie auf mich zu: »Irgendwann trifft mich wegen der Neumeier noch der Schlag! Wenn die wenigstens ein kleines Geräusch von sich geben würde – aber nein, sie steht nur wie eine Säule da und starrt einen an.«

»Aber langsam müsstet ihr euch doch daran gewöhnt haben.«

»Du, die macht das mit Absicht. Ich glaube, die freut sich diebisch, wenn sie jemanden erschrecken kann.«

Ich konnte mich eines Lächelns nicht erwehren, als ich sah, wie Frau Neumeier grinste. Langsam begann ich ebenfalls zu glauben, dass sie es absichtlich tat.

»Lach du nur«, meinte Inge. »Irgendwann wird sie es auch bei dir schaffen, und dann lache ich über dein Erschrecken.«

Sie musste nicht lange warten.

Ich war bereits auf dem Weg zur Dienstübergabe, als eine Glocke aufleuchtete. Rasch lief ich noch in das Zimmer, damit wir später bei unserer Besprechung nicht gestört wurden. Es war nichts Besonderes – Frau Schütz musste nur von der Bettschüssel befreit werden.

Als ich mit der vollen Schüssel in der Hand das Zimmer verlassen wollte und die Türe aufriss, prallte ich zurück, denn unmittelbar vor mir stand Frau Neumeier, und um ein Haar wäre ich in sie hineingerannt. Das Gefäß in meiner Hand schwappte über, und der ganze Inhalt ergoss sich über meinen Kittel. Frau Neumeier aber hatte wie üblich dieses undefinierbare Lächeln im Gesicht.

Ich reinigte mich nur oberflächlich, da ich mich ja ohnehin bald umziehen würde. Penetranter Uringeruch begleitete mich, als ich das Stationszimmer betrat.

Ich trat die Flucht nach vorne an und sagte zu Inge, bevor jemand eine dumme Bemerkung machen konnte: »Jetzt darfst du lachen, Frau Neumeier hat mich so erschreckt, dass ich mir eine volle Ladung Urin über den Kittel geschüttet habe!«

Inge grinste und meinte: »Ich habe mich schon gewundert, warum es so streng roch, als du hereinkamst.«

Alle lachten.

Lachen am Anfang des Tages war entspannend. Auch für mich war der Dienst noch nicht beendet, weil eine der Schwestern verschlafen hatte. Da der Tagesdienst ohnehin so knapp eingeteilt war, dass man gerade eben vor dem Frühstück mit dem Waschen der Patienten fertig wurde, half ich noch mit.

Bloß der Uringeruch, der mich einhüllte, war schrecklich. Und so war ich erleichtert, als Jutta endlich angerannt kam und den Dienst übernahm. Sie entschuldigte sich für ihre Verspätung, doch zu mir sagte sie: »Sag, Elfi, hattest du nicht einmal mehr Zeit, auf die Toilette zu gehen. Du riechst penetrant nach Urin.«

Ihre Bemerkung löste allgemeine Heiterkeit aus, und obwohl ich etwas angesäuert war, musste ich auf der Heimfahrt selber noch über die Angelegenheit lächeln. Das verging mir jedoch, als ich nach dem Duschen immer noch das Gefühl hatte, nach Urin zu riechen.

Anscheinend war mein Missgeschick das Thema des Tages gewesen, denn als ich am Abend meinen Nachtdienst antrat, zogen mich die Schwestern der Spätschicht immer noch damit auf.

Die folgende Nacht ließ mich all das vergessen, denn sie brachte erneut schwere Stunden.

Frau Ziegler, unsere zwickende Rosenkranzbeterin, lag im Sterben. Sie betete zwar noch ganz leise vor sich hin, aber ihre Atmung ließ keinen Zweifel daran, dass es mit ihr zu Ende ging. Bis zum Morgen verbrachte ich jede freie Minute an ihrem Bett. Nach all den Jahren war es für mich immer noch das Schwerste am Nachtdienst, am Bett einer Sterbenden zu sitzen und auf jeden Atemzug zu achten. Frau Ziegler hatte lange zu kämpfen. Ihr Sohn wollte am Morgen kommen und bei ihr bleiben, bis sie es geschafft hatte.

Ich blieb auch nach Beendigung meines Nachtdienstes bei ihr sitzen. Gegen Morgen traf schließlich der Sohn ein, aber ich beschloss zu bleiben. Ich sprach ohne Pause mit ihr, denn ich fühlte, dass sie mir zuhörte und meine Worte wahrzunehmen schien.

Der Sohn setzte sich still zu uns und hörte zu.

Ich hatte früher Frau Ziegler nie geduzt, aber jetzt waren solche Konventionen bedeutungslos. Ich sprach mit ihr, als wäre es meine Mutter, die da im Sterben lag. »Jetzt komm, entspann dich, gleich wirst du keine Schmerzen mehr haben. Dein Körper wird ganz leicht, und du siehst wunderschöne Dinge. All deine Verwandten warten auf dich und bereiten dir einen schönen Empfang. Es wird ganz hell um dich, freue dich darauf, denn jetzt beginnt erst ein Leben ohne Sorgen!«

Sie wurde ganz ruhig. Ihre letzten Atemzüge waren fast gleichmäßig – sie schlief wirklich völlig friedlich ein.

Der Sohn hatte Tränen in den Augen, als es zu Ende war. Er sagte: »Bitte, Schwester, werden Sie auch an meinem Sterbebett stehen, diese Stunde war für mich heilig. Ich danke Ihnen!« Es war das größte Kompliment, das ich in meiner langen Dienstzeit je bekommen habe.

Ich drückte ihm die Hand und wünschte ihm herzliches Beileid.

Einige Tage später lud er mich zu den Beerdigungsfeierlichkeiten ein.

## 13

*Und meine Seele spannte*
*Weit ihre Flügel aus,*
*Flog durch die stillen Lande,*
*Als flöge sie nach Haus.*
Joseph von Eichendorff

Ich hatte meine freien Tage hinter mir und begann erneut mit dem Nachtdienst, denn es war noch kein Ersatz gefunden worden.

Frau Aigner erschien am Morgen zur Dienstübergabe und bat mich anschließend zu sich.

»Schwester Elfi«, begann sie. »Ich hätte da jetzt jemanden, der vielleicht den Nachtdienst übernehmen könnte, damit Sie endlich ihren Ruhestand antreten können und nicht dauernd einspringen müssen. Oder möchten Sie wieder richtig anfangen?«

»Nein, das nicht, ich helfe gern aus, aber Sie sollten schon nach einem Ersatz für mich suchen!«

»Würden Sie sich die Neue einmal ansehen und eventuell auch einarbeiten?«, fragte Frau Aigner.

»Gern, es ist mir schließlich nicht gleichgültig, wer nach mir meine alten Leutchen betreut.«

Bereits am nächsten Abend kam sie. Sie war überaus freundlich zu den Patienten, fast zu sehr, und vielleicht hatte ich deshalb gewisse Vorbehalte.

Allerdings musste ich ohne Einschränkung zugeben, dass sie sehr fleißig anpackte und auch nicht vor den Schmutzarbeiten zurückschreckte.

Einige Nächte später fragte mich Frau Aigner: »Na, was sagen Sie, Elfi, können wir es mit ihr wagen, wollen wir sie den Nachtdienst alleine machen lassen?«

»Also fleißig ist sie schon, aber sie kommt mir mit ihrer übergroßen Freundlichkeit den Patienten gegenüber nicht ganz ehrlich vor. Ich kann mich täuschen, es ist nur so ein Gefühl«, entschuldigte ich mich.

»Na gut, dann lasse ich die Schwester Frieda ab Freitag allein den Nachtdienst machen, fahren Sie erst einmal in Urlaub. Ich habe gehört, Sie wollen eine Rundreise mit dem Wohnmobil durch Frankreich machen?«

»Ja, das habe ich mir schon lange gewünscht. Ich möchte all die Orte besuchen, wo mein Mann während des Krieges war und von denen er viel erzählt hat.«

»Na, dann wünsche ich Ihnen eine schöne Zeit«, sagte Frau Aigner.

Auf meiner langen Fahrt durch fünf Länder, Österreich, die Schweiz, Italien, Monaco und Frankreich, musste ich fortwährend an meine Alten denken und daran, wie es ihnen wohl mit der neuen Nachtschwester erging.

Schließlich schickte ich aus jedem Land eine Ansichtskarte in das Heim, speziell an mein Straußenmädchen, so nannte ich eine kleine, unwahrscheinlich liebe und gepflegte Frau, die mir sehr ans Herz gewachsen war. Als ich einmal mit einer Kollegin telefonierte, erzählte sie mir, dass Frau Strauß die Ansichtskarten im ganzen Haus stolz herumzeigte.

Als ich erholt zurückkehrte, wurde ich sofort wieder zum Nachtdienst geholt – warum, das erfuhr ich erst am Morgen nach meiner ersten Nacht.

Bereits am Abend bei der Dienstübergabe hatte man mir berichtet, dass mein Straußenmädchen mit einem Schlaganfall ins Krankenhaus eingeliefert worden sei. Als ich nachfragte, hatte man mich auf den Morgen vertröstet.

Sobald die erste Schwester zur Dienstübergabe erschienen war, fragte ich sofort: »Was ist nun mit Frau Strauß, warum ist sie im Krankenhaus?«

Margit war es, die mir die Sache erzählte: »Also, das begann damit, dass die Frieda die Frau Strauß nicht, wie sie's gewöhnt ist, zum Waschen hingesetzt hat. Dann hat sie auch noch geschimpft, und darüber hat sich Frau Strauß so aufgeregt, dass sie einen Schlaganfall erlitten hat!«

Bevor ich mich über diese Geschichte ereifern konnte, war Frau Aigner ins Zimmer getreten und ergänzte, dass man sich von Schwester Frieda bereits wieder getrennt hatte, bevor sie richtig anfangen konnte.

Ich war einerseits erleichtert, andererseits bedeutete das zwangsläufig, dass es mit meinem Ruhestand noch immer nichts wurde.

Natürlich sagte ich ja, als Frau Aigner fragte: »Elfi, können Sie noch ein wenig weitermachen, bis ich eine geeignete Schwester gefunden habe?«

»Ach ja, und da ist noch etwas.«

Erwartungsvoll sah ich sie an.

»Ja, unsere Frau John ist auch in den Ruhestand gegangen, Sie wissen schon die Bürohilfe, die nebenbei die Singstunden mit unseren Senioren gehalten hat!«

»Ja, ich weiß, die haben in letzter Zeit recht nette Veranstaltungen gemacht.«

»Genau, und ich möchte nicht, dass das jetzt aufhört, aber Frau John will es nicht weiterführen. Wie wäre es mit Ihnen? Ich weiß doch, dass Sie gut singen können!«

Fragend und bittend zugleich sah sie mich an.

Schon wollte ich nein sagen, aber ihr flehender Blick stimmte mich um. »Na gut, Frau Aigner, wann ist das denn immer?«

Sie lächelte mich dankbar an: »Immer Dienstagvormittag von zehn bis elf.«

»Also, ich mache das schon, aber nur, wenn ich keinen Nachtdienst habe.«

Frau Aigner war zufrieden und sagte: »Ich werde mich bemühen, einen geeigneten Ersatz zu finden, und Bettina wird ja auch bald zurückkommen.«

Bevor ich das Heim verließ, kam meine Kollegin Sigrid auf mich zu und fragte: »Sag einmal, Elfi, traust du mir zu, den Nachtdienst schaffen zu können?«

Ich war erstaunt – die schüchterne Sigrid. Ich sah an ihr hinunter: Sie war klein und dick. Ich stellte mir kurz vor, wie sie es anstellen würde, einen Mann, der aus dem Bett gefallen war, allein wieder hineinzuheben. Sie bemerkte mein Zögern und sagte enttäuscht: »Na ja, das habe ich mir gleich gedacht, dass du mich nicht für geeignet hältst!«

»Jetzt red dir doch nichts ein, Sigrid. Ich habe doch gar nichts gesagt.«

»Nein, aber dein Gesichtsausdruck spricht Bände«, erwiderte Sigrid traurig.

Ich sah sie jetzt wirklich etwas skeptisch an: »Ja, sag einmal, würde es dir denn Spaß machen, nachts ganz allein hier zu arbeiten?«

»Oh ja, ich habe mich nur nicht getraut, Frau Aigner zu fragen!«

»Na, dann frag sie doch gleich morgen!«

»Wenn du mich unterstützt, dann mache ich das auch.«

Bereits am nächsten Tag bei der Dienstbesprechung fing Sigrid stotternd an, Frau Aigner wegen des Nachtdienstes zu fragen. Noch bevor unsere Heimleiterin darauf reagieren konnte, mischte ich mich ein: »Also, wenn Sie mich fragen – ich bin überzeugt, dass Sigrid das gewissenhaft erledigen und auch immer lieb mit unseren Patienten sein wird.«

Bittend sah ich Frau Aigner an.

»Na, wenn ihr meint, dann können wir es ja versuchen. Elfi, würden Sie Sigrid einarbeiten?«

»Aber von Herzen gern, vielleicht kann ich dann anschließend wirklich in den Ruhestand gehen.«

Der lange Fritz lachte: »Na, da bin ich mir noch nicht so sicher, dich müssen wir hier einmal raustragen!«

Alle nickten und lachten.

Die nächsten Nächte hatte ich also Sigrid dabei. Es wurde wirklich Zeit, dass für den Nachtdienst eine Dauerregelung gefunden wurde. Ich merkte, dass es mir langsam doch zu viel wurde.

Und Sigrid war sicher eine gute Lösung. Am Anfang ging ihr alles ein wenig unsicher von der Hand, aber sie bemühte sich unendlich.

Schon nach wenigen Tagen berichtete ich Frau Aigner, dass man Sigrid alleine Nachtdienst machen lassen könnte. Sigrid bot ich an, mich jederzeit nachts holen zu dürfen, wenn es Probleme gab. Allerdings hatten viele Neuerungen im Zuge der Umbauten die Pflegesituation etwas erleichtert, was vor allem für uns Nachtschwestern, die allein auf sich gestellt waren, von großer Bedeutung war.

Alles hätte so schön sein können, wenn sich nicht unser verehrter Chef, der Pfarrer Wilhelm, ebenfalls entschlossen hätte, in den Ruhestand zu gehen. Seine Gesundheit war nicht mehr die beste, und sein anstrengendes Amt als Geschäftsführer und geistlicher Berater wurde ihm einfach zu viel.

Eine düstere Stimmung legte sich über das ganze Heim. Alle waren traurig, und es gab fast kein anderes Thema mehr als die Frage, wer wohl sein Nachfolger werden würde.

Es würde auf jeden Fall schwer sein, nach unserem Pfarrer hier zu arbeiten, denn das Heim war schließlich sein Lebenswerk.

Aber es heißt ja so schön, dass jeder Mensch zu ersetzen sei. Doch wir glaubten nicht daran.

In der nächsten Zeit kursierten allerlei Gerüchte, wer der neue Verwaltungschef werden würde.

Aber zunächst einmal bereiteten wir ein großes Abschiedsfest für unseren Pfarrer vor. Es wurde für ein Geschenk gesammelt; die einen schmiedeten Verse, die anderen machten sich daran, alles Nötige für die Dekoration des Saales zu besorgen.

Doch als der Tag gekommen war, wollte keine rechte Stimmung aufkommen, weil uns allen der Abschied so schwer fiel.

Reden wurden gehalten, die – wie nicht anders zu erwarten – allesamt ein Loblied auf den scheidenden Direktor anstimmten, der sein Leben unserem Heim gewidmet hatte.

Schließlich wurde es dem so überschwänglich Geehrten zu viel, wenngleich Tränen der Rührung in seinen Augen standen.

»Jetzt hört schon auf! Ich bleibe euch ja erhalten, denn ich werde weiterhin unsere Senioren seelsorgerisch betreuen und außerdem täglich die Messe lesen.«

Wir atmeten auf, dass wir uns wenigstens nicht ganz von ihm verabschieden mussten – es war immerhin ein kleiner Trost.

Vierzehn Tage mussten wir noch warten, bis uns der Neue vorgestellt wurde.

Klein, dick und schon auf den ersten Eindruck ziemlich forsch. Anders als sein Vorgänger kam er aus der Verwaltung, war also kein Geistlicher.

An einem der ersten Abende rief er die gesamte Belegschaft zusammen, um allen mitzuteilen, wie er das Haus führen wollte und was er von den Mitarbeitern erwartete.

Ich hatte Nachtdienst und konnte deshalb nicht zu dieser Einführung gehen.

Nach etwa zwei Stunden kamen meine Kolleginnen auf die Station zurück. Ihre Gesichter sahen nicht gerade begeistert aus. Einige gingen wortlos nach Hause. Ein paar jedoch berichteten noch kurz.

»Sei froh, Elfi, dass du das nicht anhören musstest. Mit dem Mann wird's schwierig. Auf Fragen ist er kaum eingegangen. Es hieß immer nur, wir sollten einfach gewissenhaft unsere Arbeit tun, dann würde man schon sehen. Als ob wir nicht immer unsere Arbeit getan hätten!«

»Glaub mir«, sagte Marianne, »nichts wird mehr so sein, wie es war.«

Eines war klar: Von nun an würde im Heim ein anderer Wind wehen! Herr Walter hatte unmissverständlich klar gemacht, dass er peinlich genau alles kontrollieren und Laschheiten oder Nachlässigkeiten nicht dulden würde. Dabei bezog er sich vor allem auf Krankmeldungen und die Dienstbereitschaft an freien Tagen.

Wir hatten ohnehin immer mit vollem Einsatz gearbeitet und waren an dienstfreien Tagen klaglos im Heim erschienen, wenn Not am Mann war, aber jetzt fühlten wir uns behandelt, als ob wir bisher unzuverlässig gewesen wären. Zudem wurde uns nicht mehr das Gefühl vermittelt, menschliche Zuwendung und Verständnis erwarten zu dürfen. Natürlich waren wir in dieser Hinsicht durch den gütigen Pfarrer Wilhelm sehr verwöhnt, doch das hatte uns sehr geholfen, unseren oftmals schweren Dienst im Pflegeheim durchstehen zu können.

Jetzt, mit einem Mal, waren wir alle schrecklich verunsichert und warteten angespannt darauf, wie es weitergehen würde.

# 14

*Leucht uns selbst in jener Welt,*
*Du verklärte Gnadensonne,*
*Führ uns durch das Tränenfeld*
*In das Land der süßen Wonne …*
Christian Knorr von Rosenroth

Als Schwester Bettina wieder den Nachtdienst übernahm, konnte ich mich endlich den Singstunden mit den Senioren widmen.

Ich war ein wenig aufgeregt, als ich zur ersten Probe in den großen Aufenthaltsraum ging.

Da saßen sie, etwa zwanzig sorgfältig hergerichtete Damen, und sahen mir erwartungsvoll entgegen.

Als ich mich vorstellen wollte, wurde ich sofort unterbrochen: »Aber Schwester Elfi, glauben Sie, wir wissen nicht, wer Sie sind. Sie sind doch unsere Nachtschwester!«

»Na, das ist ja schön für mich, dass Sie mich kennen. Ich hoffe, ich kann Ihnen hier etwas beibringen, aber ich habe bisher noch nie einen Chor betreut.«

»Ja, aber singen können Sie, das wissen wir, weil Sie bei fast allen Feierlichkeiten mitgesungen haben«, rief Frau Angerer.

»Na ja, wir werden schon zurechtkommen, wenn Sie mich nach Kräften unterstützen. Jetzt wollen wir für den Anfang zunächst ein schönes Volkslied singen, das Sie alle kennen.«

Ich ließ sie die Liederbücher, die ich vorher bereits verteilt hatte, aufschlagen und suchte ein bekanntes Volkslied heraus.

Sofort unterbrach mich Frau Schulze: »Das Lied mag ich nicht, ich will lieber ein anderes singen!«

»Na gut, Frau Schulze, dann machen Sie einen neuen Vorschlag«, sagte ich.

»Immer die, es ist doch immer dasselbe – die muss sich ständig wichtigmachen«, rief jetzt Frau Lange empört.

»Halt, meine Damen, so geht das nicht! Wir sind hier zum Singen und nicht zum Streiten! Wir machen das jetzt ganz anders. Wir veranstalten eine Art Wunschkonzert, bei dem jeder sich der Reihe nach ein Lied aussuchen darf, das wir dann gemeinsam singen. Frau Angerer, bitte fangen Sie an. Was wünschen Sie sich?«

Sie suchte sich ein Frühlingslied aus, aber Frau Schulze rief erneut dazwischen: »Das will ich auch nicht, das mag ich nicht!«

»Gut, wenn das so ist, dann werde ich mich jetzt verabschieden, denn so kommen wir nicht weiter«, sagte ich gereizt.

Fast alle sprangen gleichzeitig auf: »Bitte, Schwester Elfi, geben Sie doch nichts darauf. Die Frau Schulze stellt sich immer quer, das kennen wir schon, Und außerdem – singen kann sie überhaupt nicht!«

Alle standen jetzt um mich herum und baten mich, zu bleiben.

Also versuchte ich es noch einmal. Und siehe da – es klappte, zumindest mit dem Anfang. Aber was ich dann zu hören bekam, war unbeschreiblich.

Eine sang falscher und lauter als die andere, darum unterbrach ich sofort: »Halt, halt, so geht das nicht! Ich glaube, wir sollten zunächst einmal etwas besprechen. Ich muss mir einen Eindruck verschaffen, wie jede von Ihnen singt. Also bitte, jetzt singt jeder ein paar Zeilen einzeln – und leise.«

Es funktionierte, und ich wusste anschließend, wer singen konnte und wer nicht. Was aber sollte ich mit den Falschsingern anfangen? Ich wusste mir keinen anderen Rat, als sie zu bitten, besonders leise zu singen, um die anderen nicht aus dem Konzept zu bringen.

Erleichtert stellte ich fest, dass es sich jetzt schon deutlich besser anhörte. Aber mir war klar, dass ich noch eine Menge Arbeit vor mir hatte, wenn aus den zusammengewürfelten Damen ein wirklicher Chor entstehen sollte.

Inzwischen wuchs der Unfrieden auf der Station.

Einzeln bestellte der neue Direktor die Schwestern nun zu sich, um sich einen Eindruck zu verschaffen, wie er wen einzuschätzen hatte, und um sie auf sich einzuschwören.

Fast alle reagierten mit Verunsicherung und erzählten mir von ihren Befürchtungen, dass Herr Walter kein langes Federlesen machen würde, wenn ihm etwas nicht passte.

Als Schwester im Ruhestand, die nur noch aushilfsweise arbeitete, war ich von den Ereignissen zwar nicht unmittelbar betroffen, doch im Gegensatz zu meinen Kolleginnen, die um ihre Anstellung bangten, hatte ich auch nichts zu verlieren.

Als dann noch unsere Heimleiterin Frau Aigner, die ebenfalls einem großen Druck durch die neue Geschäftsführung ausgesetzt war, einen Zusammenbruch erlitt, ergriff ich die Initiative und beschloss, etwas zu unternehmen.

Ich rief beim Trägerverein des Heimes an und bat um eine Unterredung. Ein Herr namens Kurz empfing mich freundlich. Gerüchte über die wachsende Missstimmung im Alten- und Pflegeheim waren offenbar bereits bis zu den Chefetagen vorgedrungen.

Ich berichtete von den Ängsten der Schwestern, die sich unter massiven Druck gesetzt fühlten, und von Unterstellungen bei Krankmeldungen. Oder vom Fall einer kroatischen Schwester, die wegen ihres mangelhaften Schriftdeutschs ins Visier des Direktors geraten war.

Herr Kurz hörte aufmerksam zu und schlug dann vor, das direkte Gespräch mit Herrn Walter zu suchen. Noch in meinem Beisein rief er in dessen Büro an und vereinbarte einen Termin.

Das Gespräch fand einige Tage später statt.

Entgegen meinen Erwartungen wurde ich mit ausgesuchter Höflichkeit empfangen.

Meine Akte, die nach so vielen Dienstjahren dick war wie ein Buch, lag auf dem Schreibtisch. Herr Walter blätterte darin herum und sagte betont freundlich: »Ich sehe gerade, dass Sie in den vielen Jahren nur zweimal krank waren.«

Ich wusste, das gefiel ihm, denn zu häufige Krankmeldungen waren sein Lieblingsthema, und er hielt das den Betroffenen stets unnachsichtig vor.

Ich hatte dazu eine andere Meinung und sagte nicht gerade freundlich: »Es ist kein Verdienst, wenn man mit einer guten Gesundheit gesegnet ist. Ich weiß zwar, dass Krankmeldungen für die Einteilung der Schichten immer ein Riesenproblem bedeuten, aber ich wüsste von keiner Kollegin, die nur vorgibt, krank zu sein. Also gibt es eigentlich auch keinen Grund, bewährte Schwestern mit solchen Unterstellungen zu verunsichern. Und im Übrigen – das gilt ganz genauso für die ausländischen Mitarbeiter auf den Stationen.«

Er lächelte. »Ich sehe, Sie haben bereits gehört, dass ich ab sofort von ausländischen Mitarbeitern gute Deutschkenntnisse erwarte. Wie sollen sie sich sonst mit unseren Senioren verständigen?«

»Da brauchen Sie sich keine Sorgen zu machen – so gut deutsch sprechen sie alle. Mit Ihren Einschüchterungen haben Sie nur erreicht, dass die Stimmung im Haus auf dem Nullpunkt angelangt ist, und das vor allem wirkt sich nachteilig auf unsere Senioren aus! Sie haben große Unsicherheit in beiden Heimen ausgelöst, und das beeinträchtigt nicht nur unsere Arbeitsmoral, sondern hat leider auch negative Auswirkungen auf die uns anvertrauten Menschen.«

Er schwieg. Eigentlich erwartete ich ein Donnerwetter, aber es blieb aus.

Ich verließ den Raum.

Die Situation eskalierte immer mehr.

Inzwischen waren Kündigungen ausgesprochen worden. Zudem verließen einige Schwestern aus freien Stücken entnervt das Heim. Oft war am Tag nur eine Schwester auf der Station und damit hoffnungslos überfordert.

Das blieb nicht ohne Auswirkungen auf die Qualität der Pflege. Bislang war es üblich gewesen, dass die Heimbewohner jeden Morgen gewaschen, angezogen und anschließend zu einem gemeinsamen Frühstück gebracht wurden, damit selbst auf der Pflegestation der Kontakt der Patienten untereinander aufrechterhalten wurde. Das war nicht mehr möglich, denn eine Schwester allein konnte dieses Pensum unmöglich bewältigen.

Hinzu kam erschwerend die Anordnung, dass künftig zwei Nachtschwestern gleichzeitig Dienst zu tun hatten. Diese eigentlich sehr sinnvolle Maßnahme stand schon lange zur Diskussion, stellte jedoch angesichts des aktuellen Personalmangels die Heimleitung vor eine schier unlösbare Situation. Da die Anweisung jedoch von der zuständigen Aufsichtsbehörde kam, musste sie umgesetzt werden.

Ich machte gerade wieder einmal vertretungsweise Nachtdienst, als mir am Morgen bei der Dienstübergabe auffiel, dass meine Kollegin Rita seltsam abwesend wirkte. Bereits einige Tage zuvor hatte ich bemerkt, dass ihre Eintragungen im Berichtsbuch nicht korrekt und einige pflegerische Maßnahmen nicht durchgeführt worden waren. Ich sprach sie einfach darauf an: »Sag einmal, Rita, ist mit dir etwas nicht in Ordnung, bist du krank?«

Sie sah mich an: »Nein, wie kommst du darauf? Mit mir ist alles in Ordnung!«

Doch ein paar Tage später hieß es dann: »Schwester Rita ist krank.«

Bei mir schrillten die Alarmglocken, denn wegen Ritas merkwürdigem Verhalten in der letzten Zeit war ich irgendwie überzeugt, dass es sich nicht bloß um eine Kleinigkeit handelte.

Ich wandte mich an Margit: »Sag, weißt du, was Rita fehlt?«

Sie zuckte die Schulter und meinte: »Du, ich weiß überhaupt nichts, man hat ja keine Zeit mehr, sich um die Kolleginnen kümmern zu können. Das muss wieder anders werden.«

Kurz darauf rief Rita mich weinend zu Hause an: »Stell dir vor, Elfi, man hat bei mir Multiple Sklerose festgestellt. Und als ob das nicht schlimm genug wäre, hat mich Herr Walter sofort nach Erhalt meiner Krankmeldung zu sich zitiert und mir die Hölle heiß gemacht. Er meinte, ich solle mich mehr zusammenreißen, und im Übrigen würde ich sehr gesund aussehen!«

Rita schluchzte herzzerreißend.

Ich versuchte sie zu beruhigen. Allerdings riet ich ihr auch – für den Fall, dass es ernstliche Schwierigkeiten geben sollte –, mit sämtlichen Unterlagen und den ärztlichen Gutachten zum Arbeitsgericht zu gehen.

Zu meinem Erstaunen erfuhr ich bei dieser Gelegenheit, dass bereits einige unserer Schwestern dort vorgesprochen hatten und dass Verfahren wegen unrechtmäßiger Kündigungen anlagen.

Am Abend bei der Dienstübergabe bestätigten mir meine Kolleginnen Lotte und Anna die Richtigkeit dieser Information.

Da erfuhr ich auch, dass Lotte gekündigt hatte und heute ihr letzter Arbeitstag war. Ich wollte ihr fast Vorwürfe machen, weil auch sie das Heim in dieser schweren Zeit im Stich lassen wollte, aber sie ließ mich erst gar nicht zu Wort kommen und meinte verbittert: »Er hat mich in sein Büro gerufen und mir Vorwürfe gemacht, weil ich wieder einmal Probleme mit meiner Bandscheibe hatte. Da bin ich ihm zuvorgekommen und habe gekündigt.«

»Ach, Lotte«, jammerte ich, »wie soll das hier bloß weitergehen? Und was wird aus dir werden?«

»Du liebe Güte, alle Heime im ganzen Umkreis wissen, was bei uns los ist. Außerdem sind die dankbar, wenn sie eine erfahrene Schwester bekommen können!«

Bereits eine Woche später hatte sie eine neue Stellung.

Eines Nachmittags traf ich zufällig einen Bekannten, der als Sachbearbeiter beim Arbeitsgericht angestellt war. Ich nutzte die günstige Gelegenheit und versuchte, ihn ein wenig auszufragen.

Natürlich durfte er mir keine Einzelheiten über laufende Verfahren erzählen, aber er gab zumindest seiner Verwunderung Ausdruck: »Ich verstehe nicht, was bei euch plötzlich los ist. Die ganze Zeit unter der Leitung von Pfarrer Wilhelm hat es nie Schwierigkeiten gegeben und jetzt am laufenden Band ...«

Geknickt ging ich nach diesem kurzen Gespräch nach Hause. Immer wieder schockierte es mich, wie das Ansehen eines einst vorbildlich geführten Hauses durch das Fehlverhalten eines einzigen Menschen so schnell ruiniert werden konnte.

Ich beschloss, mit unserem verständnisvollen und klugen alten Chef über diese Angelegenheit zu sprechen. Ich sah ihn meistens nach dem Nachtdienst, wenn er in der Kapelle des Heims die Messe gelesen hatte.

Am nächsten Morgen ging ich ihm entgegen. Bildete ich mir das nur ein, oder ging er wirklich gebeugter als sonst? Ich wünschte ihm wie immer einen guten Morgen und er mir einen erholsamen Schlaf. Aber diesmal ließ ich ihn nicht gehen, sondern fragte gleich: »Was halten Sie eigentlich von unserem neuen Verwaltungschef?«

Es war ihm sichtlich unangenehm, so direkt darauf angesprochen zu werden. Er machte eine abwehrende Handbewegung, als er erwiderte: »Ich habe mit der ganzen Sache nichts mehr zu tun, ich kümmere mich um nichts mehr.«

Ungläubig sah ich ihn an und fragte: »Das Heim war doch Ihr Lebensinhalt, tut Ihnen das nicht alles sehr weh?«

»Nein, dieser Lebensabschnitt ist vorüber«, sagte er, doch seine Augen sprachen eine andere Sprache. Schmerz lag darin. Ich kannte ihn zu lange, mir konnte er nichts vormachen. Er wollte die ganze verfahrene Situation offenbar nicht noch mehr anheizen.

Als ich ihm, enttäuscht über seine angebliche Gleichgültigkeit, einen schönen Tag wünschte, sagte er freundlich: »Glauben Sie mir, der Herrgott wird alles richten!«

Das klang so zuversichtlich, dass ich Mut schöpfte.

# 15

*Und streust du noch so hochgesinnt*
*Wohltaten achtlos in den Wind,*
*Danklosigkeit kannst du ertragen,*
*Undank wird dir am Herze nagen.*
PAUL HEYSE

Es war wieder einmal Dienstag – der Tag, an dem die Singstunden für den Chor angesetzt waren.

Hatte ich gerade wieder einmal vertretungsweise Nachtdienst, ließ ich die Proben ausfallen, aber diesmal wollte ich meine Senioren nicht enttäuschen. Also stand ich unausgeschlafen, nach kurzem Aufenthalt zu Hause, um zehn Uhr morgens wieder im Heim.

Die Damen empfingen mich in heller Aufregung: »Stellen Sie sich nur vor, Schwester Elfi, wir dürfen ab sofort nicht mehr in unseren Zimmern frühstücken.«

»Herr Walter will, dass wir morgens alle in den Speisesaal gehen – dabei bin ich es gewöhnt, mich erst gegen zehn Uhr anzuziehen«, klagte Frau Rau.

»Ja, und warum möchte er das?«, wollte ich wissen.

»Er meint, das wäre gut für die Gemeinschaft. Selbst im Pflegeheim gebe es ein gemeinsames Frühstück.«

Ich musste zugeben, dass diese Überlegung sicherlich nicht falsch war. Nur hatte es keine Gespräche darüber gegeben, keine Diskussionen – es wurde einfach angeordnet, und damit fühlten sich die Bewohner des Altenheims in lieb gewordenen Gewohnheiten gestört.

»Was sagt denn Frau Aigner zu der ganzen Sache?«, fragte ich vorsichtig.

»Ach, der geht es doch gar nicht gut, und deshalb wollten wir sie damit nicht auch noch belasten«, sagte Frau Angerer.

Besorgnis lag in den Gesichtern der alten Damen.

Ich versuchte abzulenken: »Jetzt lasst uns erst einmal unsere Singstunde halten – über die andere Geschichte können wir uns ja später noch unterhalten.«

»Aber ich glaube nicht, dass wir bei diesem Mann etwas ausrichten«, klagte Frau Schulze, »der ist doch mit dem D-Zug durch die Kinderstube gerast!«

Jetzt mussten alle lachen, und dadurch entspannte sich die Situation fürs Erste. Trotzdem hielt sich heute die Begeisterung fürs Singen in Grenzen – zu sehr waren die Damen mit den Eingriffen des Direktors in ihre Tagesgestaltung beschäftigt. So sehr ich mich auch bemühte, es wollte keine rechte Stimmung aufkommen. Um sie neu zu motivieren, sagte ich deshalb am Ende der Stunde: »Wir werden das nächste Mal damit anfangen, eine Jazzmesse einzustudieren – das wird Ihnen sicher Spaß machen, und wir werden dann sogar einen richtigen Auftritt in einem Gottesdienst planen!«

»Ja, meinen Sie denn, dass wir das schaffen?«, fragte Frau Angerer.

»Das wissen wir erst, wenn wir es probiert haben. Ich hoffe doch, dass Sie mich unterstützen und Ihr Bestes versuchen werden!«

Einstimmig meinten sie: »Na ja, wenn Sie uns das zutrauen, dann werden wir uns auch alle erdenkliche Mühe geben.«

Ich wollte mich gerade auf den Heimweg machen, als mir Frau Aigner auf dem langen Gang entgegenkam. Ich erschrak bei ihrem Anblick.

»Na, Sie sind aber noch nicht gesund. Warum haben Sie so rasch die Arbeit wieder aufgenommen?«

Sie kämpfte mit den Tränen, als sie antwortete: »Es ist in der gegenwärtigen Situation nicht ratsam, Schwächen zu zeigen oder ›empfindlich‹ zu sein, wie unser neuer Chef das nennt.«

»Was heißt hier empfindlich? Das sieht doch ein Blinder, dass Sie noch nicht gesund sind«, antwortete ich.

Frau Aigner wechselte rasch das Thema: »Elfi, ich habe eine große Bitte an Sie! Könnten Sie noch einmal sieben Nächte Dienst machen? Jetzt ist zu allem Überfluss die Sigrid krank geworden, und ich weiß wirklich nicht, wo ich noch eine Schwester für den Nachtdienst hernehmen soll.«

»Machen Sie sich keine Sorgen, Frau Aigner, selbstverständlich springe ich ein.«

Frau Aigner fiel mir ganz spontan um den Hals, doch mir tat es weh, diese einstmals starke Frau so zermürbt zu sehen.

»Da ist noch etwas, Elfi. Herr Walter hat heute Abend die Angestellten zu einem kleinen Umtrunk eingeladen. Es ist möglich, dass es etwas geräuschvoll zugeht. Also erschrecken Sie nicht! Sollte es jedoch zu laut werden, können Sie ruhig nach unten gehen und um Ruhe bitten. Der Schlaf der Heimbewohner hat Vorrang.«

»Ja, wo sind Sie denn?«, fragte ich befremdet.

»Ich bin nicht eingeladen worden«, gab sie zur Antwort.

Ich schüttelte nur den Kopf und machte mir meine eigenen Gedanken.

Am Abend, nach dem Begrüßungstrunk für die Belegschaft, stürmten einige Schwestern aufgeregt ins Stationszimmer.

»Stellt euch nur vor, der Walter hat allen Mitarbeitern eine rote Rose überreicht, nur den Fritz hat er übergangen – ausgerechnet den, der sich am meisten reinhängt. Das ist eine solch bodenlose Gemeinheit!«

Ich rannte hinunter in den großen Saal, wo ich Fritz noch anzutreffen hoffte. Natürlich war er da – er räumte den ganzen Dreck zusammen, und niemand half ihm dabei. »Du hast also keine Rose bekommen? War das Versehen oder Absicht?«

»Natürlich Absicht, du hättest sehen sollen, wie der mich angeschaut hat … Ich weiß wirklich nicht, was ich ihm getan habe.«

»Ganz einfach – du arbeitest zu eng mit Frau Aigner zusammen, und das passt ihm nicht in den Kram«, entgegnete ich.

Doch ich konnte nicht länger mit Fritz reden oder ihm beim Aufräumen helfen, denn schließlich hatte ich Dienst und musste nach meinen Patienten sehen.

Ich begann mit meinem ersten Rundgang.

Als Erstes ging ich zu Herrn Marzog, der trotz seiner Krankheit immer zu Späßen aufgelegt war und uns zum Lachen brachte. Jetzt stand ich erschrocken an seinem Bett.

Sein Atem ging übermäßig schnell. Ich fühlte seinen Puls, und mir war klar, dass es mit ihm zu Ende ging. Eigentlich war er noch recht stabil gewesen, und Margit hatte mir bei der Übergabe gesagt, dass er am Abend ungewöhnlich viel gegessen hätte und ich aufpassen sollte, dass er nicht erbrach.

Ich lief zurück ins Stationszimmer und sah in das Berichtsbuch. Auch das noch – er hatte bisher nicht die Sterbesakramente erhalten. Ich wusste, dass er sich jeden Sonntag in die heilige Messe bringen ließ und ging daher davon aus, dass er sicher seinen letzten Weg nicht antreten wollte, ohne dass ein Priester bei ihm gewesen war.

Ich konnte Pfarrer Wilhelm nicht erreichen. Deshalb rief ich bei Fritz an und fragte: »Sag einmal, weißt du, wo unser Pfarrer steckt – ich bräuchte ihn für Herrn Marzog, der liegt in den letzten Zügen.«

»Geh, red doch keinen Blödsinn, dem ging es doch heute hervorragend. Am Nachmittag haben wir noch miteinander gelacht. Und gegessen hat er wie ein Scheunendrescher.«

»Fritz, du kannst mir glauben, dass ich nach so langen Dienstjahren sehr wohl erkenne, wenn es zu Ende geht mit einem Menschen.«

»Ist ja gut, ich glaube dir ja«, lenkte Fritz ein. »Aber unser Pfarrer ist verreist, zur Kur. Du musst also in der zuständigen Pfarrei anrufen. Die wissen Bescheid und kommen, wenn wir sie brauchen. Das dauert zwar etwas länger, aber sie kommen!«

»Na gut, Fritz, ich werde mein Glück versuchen.«

Bevor ich jedoch in der Pfarrei anrief, schaute ich noch einmal nach Herrn Marzog. Fritz hatte mich unsicher gemacht. Vielleicht hatte ich mich ja doch getäuscht. Aber die Situation war unverändert. Es konnten keine Zweifel darüber bestehen, dass Herr Marzog diese Nacht nicht überleben würde.

Ich rief also die Pfarrei an. Es war nur eine Vertretung da – ein Kaplan, der mir erklärte, er sei bereits zu einem Besuch gerufen und könnte nicht sofort zu uns kommen.

Was jetzt? Ich versuchte es mit meinem eigenen Pfarramt und hoffte, keine Absage zu bekommen, obwohl man dort für die Betreuung des Heims nicht zuständig war.

Auch hier war ein Kaplan am Telefon. Er hörte wohl die Besorgnis aus meiner Stimme heraus und sagte freundlich: »Wenn Sie mir genau erklären, wohin ich kommen soll, werde ich so schnell wie möglich da sein. Ich bin erst seit einigen Tagen in der Pfarrei und kenne mich in der Stadt noch nicht aus.«

Ich erklärte ihm den Weg und rannte zurück zu Herrn Marzog. Es ging ihm sichtlich schlechter. Ich sah mich gezwungen, auch die Tochter anzurufen. Sie war erstaunt. »Aber Schwester Elfi, das kann doch nicht wahr sein. Ich war doch erst vor ein paar Stunden bei meinem Vater, und gerade heute schien es ihm besonders gut zu gehen.«

So schnell konnte sich eine Situation verändern!

Der Kaplan und die Tochter trafen fast gleichzeitig ein. Ich hatte bereits alles für die feierliche Handlung vorbereitet.

Als die Tochter ihren Vater im Sterben liegen sah, wollte sie es nicht wahrhaben. »Ich will, dass der Arzt kommt. Ich will nicht, dass mein Vater schon stirbt!«

Von dem Hausarzt wussten wir, dass Herr Marzog total verkrebst war und dass es einmal sehr schnell gehen konnte. Der Tochter war das ebenfalls bekannt, aber sie bestand trotzdem darauf, den Arzt zu rufen.

Egal, was wir davon hielten – der Wunsch der Angehörigen war auf jeden Fall zu respektieren.

Inzwischen hatte der Kaplan den Sterbenden mit den Sakramenten versehen und verabschiedete sich freundlich von mir.

»Ich hoffe, dass er nicht mehr lange leiden muss«, sagte er.

»Ich auch, aber die Tochter will, das der Arzt seinen Kreislauf noch einmal stützt. Das wird sein Leiden sicherlich verlängern.«

Verständnislos schüttelte der Geistliche den Kopf und meinte resigniert: »Warum will man dem Herrgott immer ins Handwerk pfuschen?«

Als der Arzt kam und die verzweifelte Tochter sah, injizierte er Herrn Marzog ein stärkendes Medikament, sodass es noch einen weiteren Tag und eine weitere Nacht dauerte, bis er endlich erlöst wurde.

Solche Sachen hatte ich nicht zum ersten Mal erlebt, und deshalb beschloss ich, für mich selbst eine Patientenverfügung aufzusetzen, in der ich den ausdrücklichen Wunsch äußerte, dass mein Leben nicht unnötig verlängert werden sollte.

Einige Tage später erfuhren wir, dass Frau Aigner erneut erkrankt war und den Entschluss gefasst hatte, sich endgültig zurückzuziehen.

Unsere Stimmung war auf den Nullpunkt gesunken. Was nun, wie sollte es jetzt weitergehen?

Zu unser aller Überraschung war es Herr Walter, der nicht nur eine schnelle, sondern auch eine sehr gute Lösung fand. Er holte Herrn Rasch, einen von uns allen geschätzten Sozialarbeiter im Büro des Trägervereins, vorübergehend zu uns als Heimleiter, bis eine endgültige Regelung gefunden werden konnte.

Für eine kurze Zeit entspannte sich die Lage, weil Herr Rasch sehr schnell erkannte, wo es Probleme gab und wo dringend Abhilfe geschaffen werden musste. Vor allem aber ließ Herr Walter ihm bei allen Aktivitäten freie Hand.

Da es ja seit einiger Zeit die Anordnung gab, dass bei einer so hohen Anzahl von Pflegefällen wie in unserem Heim zwei Nachtschwestern Dienst tun mussten, war Schwester Karin eingestellt worden. Ich sollte sie einarbeiten.

Eigentlich war es so gedacht, dass sie mich entlastete, aber sie konnte nichts allein. Selbst wenn es nur darum ging, ein Bett neu zu beziehen, rief sie nach mir. Geschweige denn, wenn sie einen Patienten zu säubern hatte …!

Sie hatte keine hohe Meinung vom Dienst in einem Pflegeheim und war deshalb von vornherein fehl am Platz. Für sie war das nur »Drecksarbeit«.

Dafür wollte sie zumindest Geld sehen und erkundigte sich bereits nach zwei Nächten angelegentlich, wie das hier im Haus mit Vorschüssen und Krediten gehandhabt würde.

Auch ansonsten nahm sie es nicht so genau. Dass Pflegeutensilien wie Seife und Cremes ausschließlich für die Heimbewohner, nicht aber zum allgemeinen Gebrauch bestimmt waren, schien ihr nicht klar zu sein.

»Mein Gott, bist du pingelig«, war alles, was sie dazu zu sagen hatte, aber sie legte die Sachen immerhin zurück.

Eines Abends rief sie mich an und sagte: »Du, ich kann heute nicht zum Nachtdienst kommen, ich habe Kopfweh.«

Ich konnte es mir nicht verkneifen zu sagen: »Wegen ein bisschen Kopfweh bleibt man nicht gleich zu Hause, schau dass du herkommst, ich helfe dir auch!«

»Nein, das geht auf keinen Fall – außerdem habe ich Besuch.«

Jetzt wurde ich böse. »Bisher habe ich noch nie eine Kollegin verpetzt, aber wenn du nicht kommst, werde ich Herrn Rasch informieren.«

Wütend schrie sie ins Telefon, auf eine Kollegin wie mich könnte jeder verzichten. Dann knallte sie den Hörer auf.

Kurze Zeit danach war Schwester Karin vom Erdboden verschwunden.

Jetzt musste erneut eine Nachtschwester gesucht werden.

Erwartungsvoll saß ich dann eines Abends im Stationszimmer und wartete auf die von Herrn Rasch angekündigte neue Kollegin.

Plötzlich wurde die Tür aufgerissen und herein kam Gabi, die ich seit Jahren als Tagesschwester kannte und die ich wegen ihrer Freundlichkeit und Verlässlichkeit immer geschätzt hatte.

»Was willst du denn hier? Hast du Sehnsucht nach uns?«, fragte ich.

Sie lachte: »Was wohl? Ab sofort mache ich mit dir zusammen Nachtdienst.«

Ich war überrascht, denn Gabi war verheiratet und hatte Kinder.

»Was sagt denn dein Mann dazu?«, fragte ich deshalb.

»Das war allein meine Entscheidung, aber ich habe, genau wie du damals, überlegt, dass ich mehr Zeit für meine Kinder habe, wenn ich Nachtschicht mache.«

»Aber stell dir das nicht so einfach vor, Gabi, der Schlaf am Tag ist nicht so erholsam wie der in der Nacht.«

»Das weiß ich, schon allein von dir, manchmal hast du ausgesehen, als würdest du gleich umkippen.

Aber ich habe es trotzdem leichter, weil mein Mann mich unterstützt.«

»Das ist schön, dann wirst du es auch schaffen.«

Gabi brauchte nur zwei Nächte, dann wusste sie über alles Bescheid. Ich hatte nichts anderes erwartet, denn sie war schon immer eine der umsichtigsten Schwestern im Heim gewesen.

# 16

*Nur nicht bittre Fragen tauschen,*
*Antwort ist doch nur wie Meeresrauschen.*
*Wie's dich auch aufzuhorchen treibt,*
*Das Dunkel, das Rätsel, die Frage bleibt.*
Theodor Fontane

Nachdem das Problem mit dem Nachtdienst gelöst war, konnte ich mich wieder mehr um meinen Chor kümmern.

Ich ging von Zimmer zu Zimmer, sprach mit den einzelnen Bewohnern und hoffte, noch ein paar gute Stimmen zur Verstärkung zu finden.

Ich hatte Glück, sogar unser Herr Holz aus dem Pflegeheim war nicht abgeneigt, und ich holte ihn selber zu den Proben ab. Seine Stimme klang zwar etwas rau, aber das verlieh ihr im Zusammenklang mit den anderen, meist weiblichen Stimmen des Chors eine besondere Note.

Nie hatte ich es für möglich gehalten, dass die Senioren so viel Freude an einer Jazzmesse finden könnten. Stolz erzählten sie im ganzen Haus, dass sie demnächst in unserer Kapelle während eines Festgottesdienstes singen würden.

Aber bevor es so weit war, musste noch viel geübt werden. Zur Unterstützung holte ich meine Tochter, die als Musiklehrerin arbeitete, zu den Proben dazu, meine Äußerungen zu den Arbeitsgerichtsverfahren hatten ihn offensichtlich getroffen. Er verlangte von mir, diese Dinge zurückzunehmen. Andernfalls sähe er sich gezwungen, mir Hausverbot zu erteilen.

»Was, nach fünfundzwanzig Dienstjahren wollen Sie mir Hausverbot erteilen?«

»Ja, wenn Sie nicht bereit sind, das Ganze richtigzustellen, lassen Sie mir keine andere Wahl.«

Da ich nichts zurückzunehmen hatte, erhielt ich Hausverbot.

Einige Tage später rief mich meine ehemalige Kollegin Lotte an und fragte: »Sag einmal, wollen wir uns nicht wieder einmal alle treffen, bei dir vielleicht? Vor allem Rita sollte kommen. Ihr geht es gar nicht gut, und sie ist auch psychisch angeschlagen.«

Wir verabredeten einen Termin, und viele Schwestern, die es einrichten konnten, kamen. Nur Rita fehlte, obwohl sie zugesagt hatte.

Da es ist nicht ihre Art war, zu spät zu kommen, begannen wir uns Sorgen zu machen und beschlossen, sie anzurufen.

Lange läutete das Telefon, bis endlich abgehoben wurde. Doch es war nicht Rita, sondern eine männliche Stimme.

Wir erfuhren nur, dass es sich um einen Sanitäter handelte, dass Rita bewusstlos aufgefunden worden war und jetzt ins Klinikum gebracht werden sollte.

Wir waren fassungslos und hatten keine Ahnung, was da passiert war. Sicher – Rita war krank gewesen, aber das ging doch nicht so schnell, das war meist ein sehr langwieriges Leiden mit verschiedenen Schüben, die mit Phasen relativen Wohlbefindens wechselten.

Lotte entschloss sich, ins Krankenhaus zu fahren. Sie erfuhr nur, dass Rita nicht mehr zu helfen gewesen war, nichts aber über die näheren Umstände ihres Todes.

Bald darauf überschlugen sich die Ereignisse.

Presse und Fernsehen hatten sich der Sache angenommen und über die bedenklichen Zustände in unserem Heim berichtet.

Immer mehr Angehörige beschwerten sich, weil es vor allem im Pflegebereich aufgrund fehlenden Personals zu erheblichen Mängeln kam und bereits die Rede davon war, dass die Patienten dort nur noch notdürftig versorgt wurden.

Schließlich reagierte auch der Trägerverein des Heimes und beurlaubte den in Misskredit geratenen Geschäftsführer.

Aber damit war nicht alles plötzlich zum Besseren gewendet. Zu viel Schaden war in der ganzen Zeit entstanden.

Unser Heim, das als eines der vorbildlichsten in der Stadt gegolten hatte, durfte keine neuen Bewohner mehr aufnehmen. Früher hatte es lange Wartelisten gegeben.

Und obwohl ich dort nicht mehr arbeitete, tat mir das alles unendlich weh.

Aufmerksam verfolgte ich die Berichte in der Presse. Schließlich wollte ich wissen, wie es mit »meinem« Heim weiterging.

Eines Tages traf ich Fritz, der irgendwann kapituliert und sich nach einer anderen Stelle umgesehen hatte. Ebenso wie ich war er unglücklich, dass über unser Heim nichts Gutes mehr geschrieben wurde, denn auch er hing noch mit ganzem Herzen an den Menschen, die er so lange betreut hatte.

Doch endlich gab es einen Lichtblick!

Von einigen Schwestern, die im Heim geblieben waren und mit denen ich engen Kontakt pflegte, erfuhr ich, dass es gelungen war, einen jungen, rührigen Geschäftsführer für das Heim zu gewinnen sowie eine erfahrene, energische Heimleiterin. Diese beiden Personen schienen die Gewähr zu sein, den Ruf des Hauses wieder herzustellen und endgültig mit den Missständen aufzuräumen. Sie widmeten sich ihrer neuen Aufgabe mit Elan und Enthusiasmus.

Von Frau Engerer hatte ich schon viel gehört.

Sie leitete ein Heim in einer anderen Stadt, das demselben Trägerverein angehörte wie unseres. Die Einrichtung galt als vorbildlich und fortschrittlich. Dort richtete man ein großes Augenmerk auch auf die psychische Betreuung, und man hielt Haustiere, weil diese, wie man inzwischen weiß, die seelische Stabilität von Heiminsassen günstig beeinflussen.

Ich war zuversichtlich, dass es nicht lange dauern würde, bis auch in unserem Heim wieder mustergültige Zustände herrschen würden.

Eines Tages wurde ich von Frau Engerer eingeladen. Ich wunderte mich darüber, denn schließlich war ich nur eine Schwester im Ruhestand. Aber sie wollte sich wohl ein umfassendes Bild machen und viele Stimmen zu Wort kommen lassen.

Als ich an der Pforte ankam, zögerte ich. Wie war das eigentlich mit meinem Hausverbot?

Dann kam Frau Engerer.

Ihre Ausstrahlung war faszinierend, aus ihren Augen strahlte Wärme und Güte, und ihre Stimme hatte einen herzlichen Klang, als sie mich bat: »So kommen Sie doch herein!«

Ich erklärte ihr den Grund meines Zögerns, doch sie lachte nur: »Hiermit hebe ich ganz offiziell Ihr Hausverbot auf.«

Wir unterhielten uns lange. Sie ließ sich meine Sicht der vergangenen Ereignisse erzählen. Sie hörte meist zu, sagte selbst kein negatives Wort über Herrn Walter – das war nicht ihr Stil.

Alles, was sie wollte, war, dass unser Heim wieder seinen guten Ruf zurückbekam.

Bevor ich mich verabschiedete, sagte sie mir, dass sie vorhätte, alle ehemaligen Mitarbeiter, die sich um das Haus verdient gemacht hatten, einzuladen. Und sie würde sich freuen, wenn ich kommen würde.

An einem der nächsten Wochenenden kam dann tatsächlich eine solche Einladung zustande.

Ich war überglücklich, meine lieben Senioren wieder einmal sehen zu können – zumindest jene, die noch lebten. An andere konnte ich nur mit Wehmut zurückdenken. Ich merkte, wie mir die Tränen in die Augen schossen – so gerührt war ich, als ich meine ehemaligen Schützlinge begrüßte und die Freude in ihren Gesichtern sah.

Und dann waren da natürlich all die Kollegen von früher, allen voran der lange Fritz und natürlich unser verehrter Pfarrer Wilhelm.

Es wurde ein wunderschöner Nachmittag.

Plötzlich umringten mich die Damen vom Chor und fragten: »Schwester Elfi, werden Sie jetzt wieder mit uns singen?«

Ich wusste nicht, was ich antworten sollte, aber Fritz ergriff für mich das Wort.

»Natürlich kommt sie wieder.«